Éthique médicale et philosophie

L'apport de l'Antiquité

Hippocrate et Platon
Études de philosophie de la médecine

Collection dirigée par Jean Lombard

L'unité originelle de la médecine et de la philosophie, qui a marqué l'aventure intellectuelle de la Grèce, a aussi donné naissance au discours médical de l'Occident. Cette collection accueille des études consacrées à la relation fondatrice entre les deux disciplines dans la pensée antique ainsi qu'à la philosophie de la médecine, de l'âge classique aux Lumières et à l'avènement de la modernité. Elle se consacre au retour insistant de la pensée contemporaine vers les interrogations initiales sur le bon usage du savoir et du savoir-faire médical et sur son entrecroisement avec la quête d'une sagesse. Elle vise enfin à donner un cadre au dialogue sur l'éthique et sur l'épistémologie dans lequel pourraient se retrouver, comme aux premiers temps de la rationalité, médecins et philosophes.

Déjà parus

Jean Lombard, *L'épidémie moderne et la culture du malheur, petit traité du chikungunya,* 2006.
Bernard Vandewalle, *Michel Foucault, savoir et pouvoir de la médecine*, 2006.
Jean Lombard et Bernard Vandewalle, *Philosophie de l'hôpital,* 2007.
Jean Lombard et Bernard Vandewalle, *Philosophie de l'épidémie, le temps de l'émergence*, 2007.
Simone Gougeaud-Arnaudeau, *La Mettrie (1709-1751), le matérialisme clinique*, 2008.

À paraître

Gilles Barroux, *Philosophie de la régénération, médecine, biologie, mythologies.*
Bernard Vandewalle, *Spinoza et la médecine.*

Jean Lombard

Éthique médicale et philosophie

L'apport de l'Antiquité

L'Harmattan

5-7, rue de l'Ecole polytechnique, 75005 Paris

http://www.librairieharmattan.com
diffusion.harmattan@wanadoo.fr
harmattan1@wanadoo.fr

ISBN : 978-2-296-09866-4
EAN : 9782296098664

I

MORALE, ÉTHIQUE, DÉONTOLOGIE

L'ÉTHIQUE médicale est tenue à juste titre pour la première des éthiques. Bien entendu elle l'est chronologiquement. Le *Serment d'Hippocrate* est l'impérissable emblème d'une forme alors nouvelle d'encadrement du savoir-faire qui tout à la fois l'accrédite, le régule, l'organise et par conséquent le fait exister pleinement en tant que profession : à l'origine *professer* signifie bien *prêter serment*. D'une certaine manière, le *Serment* est en Occident la première codification majeure qui ait transformé une pratique en une activité authentique en l'inscrivant dans un espace défini non plus seulement par des objectifs mais par des valeurs[1]. C'est du reste en tant qu'elle est soumise à des règles déontologiques précises que la médecine, plus que toute autre *technè,* a autant retenu l'attention de Socrate[2] : Platon, comme l'on sait, tentait de trouver dans la compétence et la moralité du médecin des références qui permettraient à la philosophie de penser les qualités requises par le gouvernement de la cité[3].

Mais l'éthique médicale est aussi première pour des raisons tout autres, tenant aux enjeux de l'intervention du médecin et au

---

[1] Rappelons que le *Serment,* texte tardif du *Corpus* hippocratique, correspond à l'édification d'un statut du médecin, lié à une formation ouverte et non plus à la seule transmission familiale. Cf. aussi *Épidémies*, I, 5, V, 27 et VI, 2, 24.

[2] Sur les fréquentes (et insistantes) analyses que Socrate consacre aux diverses formes de *technè* et sur les protestations de ses interlocuteurs lassés par ce procédé, tels Alcibiade ou Calliclès, cf. par exemple *Banquet*, 220 e, *Gorgias*, 490 e- 491 a. L'intérêt platonicien pour la *technè* faiblira après la *République*, lorsque la mathématique aura finalement remplacé la médecine en tant que modèle du savoir et de la compétence.

[3] Le médecin est – avec le pilote de navire – un représentant de ces « arts du salut » dont fait partie la politique, « art royal ». Nous avons tenté de rendre compte dans *Platon et la médecine, le corps affaibli et l'âme attristée*, Paris, L'Harmattan, 1999, de la place que Platon à la *technè* médicale en raison de sa dimension éthique, dans une recherche qui est avant tout *politique*.

champ d'action particulier dans lequel elle s'exerce : l'angoisse, la souffrance, le risque mortel, la qualité de la vie ainsi que sa préservation renvoient à des responsabilités éminentes touchant à la personne humaine et qui excèdent de beaucoup la simple recherche de l'efficacité ou le seul respect d'une méthodologie qui pourrait être indifférente à son objet. De fait, l'éthique et davantage encore la déontologie qui en est, nous le verrons, une spécification mais aussi dans une certaine mesure une négation, ont été longtemps des modes de pensée et des systèmes de référence inséparables de la pratique médicale, dans laquelle elles trouvent leur origine.

L'éthique et les changements du monde

Dès lors, évoquer une déontologie, dans quelque domaine que ce soit, c'est aussi la plupart du temps se parer, pour ne pas dire s'emparer, d'une dignité qui a été pendant longtemps le propre de l'activité médicale, libre, liée au pouvoir de la science mais indépendante de tous les autres et tournée vers l'intérêt en principe exclusif de ceux qui en bénéficient. On sait que dans le système de la modernité, il semble y avoir presque autant de déontologies réelles ou prétendues qu'il y a de corps de métiers. Brandir l'existence d'un système déontologique – ce qui fait désormais partie du discours publicitaire, le terme déontologie remplissant alors une fonction rhétorique – c'est faire en même temps la promotion de l'activité concernée et lui assurer une sorte de statut supérieur. Dans bien des cas, c'est aussi tenter de s'affranchir de la justice commune en réservant à la corporation, ainsi protégée, le pouvoir de régulation et de discipline[1].

Par ailleurs, les progrès du savoir et la multiplication des sciences et des techniques, qui accroissent continuellement le pouvoir des hommes sur eux-mêmes et sur les choses, ont entraîné le développement concomitant du questionnement éthique. Celui-ci connaît une intensité et une extension qui sont à

---

[1] Cf. sur ces points l'étude synthétique de Danièle Siroux dans le *Dictionnaire d'éthique et de philosophie morale*, P.U.F., Paris, 2004, pp. 475-476.

proportion des changements qui affectent le monde. Par exemple, l'évolution des mœurs appelle une éthique de la sexualité, les risques écologiques fondent une éthique de l'environnement, les conséquences de la mondialisation et de l'hyper-libéralisme font apparaître la nécessité d'une éthique renouvelée du capitalisme. Même s'il se plaçait d'un point de vue un peu différent, Lévinas décrivait ce mécanisme quand il observait que l'éthique « commence lorsque la liberté, au lieu de se justifier par elle-même, se sent arbitraire et violente »[1].

L'éthique comme mise en cause d'un pouvoir

En ce sens, plus nous sommes ou plus nous pensons être, selon la formule prophétique de Descartes, « maîtres et possesseurs de la nature »[2], plus notre puissance grandit, plus les techniques auxquelles nous recourons sont innovantes et audacieuses, plus s'exerce une liberté qui peut apparaître sans limite, et plus la démarche éthique semble recevoir de justification et d'aliment. Car la fonction de l'éthique est fondamentalement la mise en cause d'un pouvoir et son interrogation par le devoir. L'éthique, aujourd'hui comme hier, repose sur l'idée que le possible n'est pas nécessairement le souhaitable et qu'il existe une différence fondamentale entre *être en mesure de* et *pouvoir répondre de.* On peut ainsi définir l'éthique comme une interpellation du possible au nom de ce que Paul Ricœur avait justement appelé le « royaume des normes »[3].

Il y a en effet une région du bien et du mal, du permis et du défendu, un ensemble de principes auxquels nous sommes en

---

[1] E. Lévinas, *Totalité et infini, essai sur l'extériorité*, LGF, Paris, 1990, p. 83.

[2] On sait que Descartes attendait tout, en particulier, de la médecine du futur. La médecine est un domaine où « tout ce qu'on sait n'est rien à comparaison de ce qui reste à y savoir », dit-il dans le *Discours de la méthode,* 6ème partie, *Œuvres et Lettres,* Gallimard, Paris, 1952, p. 169. La lettre à Chanut du 15 juin 1646 exprime sans doute ses premières déceptions.

[3] L'exposé de l'éthique de Ricœur dans *Soi-même comme un autre*, Paris, éd. du Seuil, 1996, est repris et modifié dans l'article « Éthique » qu'il a donné au *Dictionnaire d'éthique et de philosophie morale*, *op. cit.*, pp. 689-694.

tant que sujets liés par un sentiment d'obligation, et c'est ce qu'on appelle globalement la morale. L'éthique, elle, forme à la fois l'*aval* et l'*amont* de cette morale : « tantôt quelque chose comme une métamorale, une réflexion de second degré sur les normes, et d'autre part des dispositifs pratiques invitant à mettre le mot éthique au pluriel et à accompagner le terme d'un complément, comme lorsque nous parlons d'éthique médicale, d'éthique juridique, d'éthique des affaires ». Il y a ainsi une éthique *antérieure*, qui s'intéresse aux fondements de l'action morale, qui fait le lien entre la vie et les normes, et d'un autre côté il y a une éthique *postérieure*, « visant à insérer les normes dans des situations concrètes », jouant le rôle d'une « sagesse pratique » qui se déploie en éthiques appliquées et régionales : à l'instar de la prudence d'Aristote (*phronèsis*), elle permet de discerner « la droite règle (*orthos logos*) dans les circonstances difficiles de l'action »[1].

Ainsi l'éthique, d'une manière ou d'une autre, est toujours à la jonction des principes et du réel. Elle est ce qui permet un perpétuel mouvement d'articulation et un cheminement vers les bons choix, à l'entrecroisement de connaissances assurées et de données particulières ou même parfois déroutantes, une mise à l'épreuve continuelle de la prudence au contact de la pratique. L'éthique médicale, par exemple, est une interrogation sur le sens de l'action de soigner et un guide pour discerner et pour réaliser la meilleure attitude diagnostique et thérapeutique. Elle indique la bonne façon de répondre à la question du *comment*

---

[1] Paul Ricœur, *op. cit.*, pp. 689 et 691-693. Par rapport à la morale comme « noyau dur », Ricœur voit le concept d'éthique « se briser en deux ». On sait qu'issus respectivement du grec *ethos* et du latin *mores*, éthique et morale renvoient à la même idée de *mœurs*, de façons d'agir et de conceptions de vie. Cependant le discours constitué tend à dire *morale* pour l'absolu, l'universel, l'impératif, l'inconditionnel, et à utiliser *éthique* pour le relatif, le particulier, le « normatif non impératif ». La morale dit ce qu'on doit faire, elle poursuit la vertu ou la sainteté. L'éthique dit comment il faut se comporter, elle conduit à la sagesse et à la vie bonne.

faire, elle apprend à devenir suffisamment *phronimos*[1] (au sens propre, *avisé*) à propos d'un cas concret, même s'il est difficile et s'il défie la pratique antérieure. Elle est une aide apportée à la construction de règles pouvant servir de normes dans une situation particulière, en vue de tel bien, avec tels ou tels acteurs, *hic et nunc*. Elle apporte les éléments permettant de délibérer et, comme le répète Aristote, on ne délibère que sur le contingent, puisque le nécessaire est la marque de la science[2].

Et c'est bien en tant qu'art (*technè*) que la médecine grecque a généré une éthique : une *technè* suppose des délibérations, par opposition au système déductif qu'autorise le niveau supérieur de l'*épistémè*[3]. Les progrès de la médecine en tant que savoir, pour considérables qu'ils aient pu être depuis ses origines, n'enlèvent rien – on devrait même dire ajoutent – à la nature conjecturale et aventureuse de tout art du soin. En ce sens, quelle que soit la compétence requise par la réflexion éthique, elle trouve sa justification ultime non pas dans le savoir en tant que tel mais dans son imperfection. Celle-ci est sans rapport direct avec la qualité de la science établie et on observe même au contraire que plus la médecine devient savante et puissante[4],

---

[1] La *phronèsis* aristotélicienne est une vertu de l'intellect pratique et non une science. Elle est une « disposition pratique accompagnée de règles ». Voir notamment *Éthique à Nicomaque*, I, 13, II, 6 et VI, 5.

[2] Cf. Aristote, *Éthique à Nicomaque,* 1140 a 31.Sur ces notions, voir l'étude classique de Pierre Aubenque, *La prudence chez Aristote*, Paris, P.U.F., 1986, et particulièrement, pp. 64 à 178, les chapitres « Cosmologie de la prudence » et « Anthropologie de la prudence ».

[3] Sur le statut intermédiaire entre art et science de la médecine chez Aristote, cf. J. Lombard, *Aristote et la médecine,* Paris, L'Harmattan, 2004, pp. 23-44.

[4] On sait que les progrès de la médecine, comme de tout savoir, soulignent et aggravent plus qu'ils ne les réduisent les incertitudes – aussi bien scientifiques qu'éthiques – qui les accompagnent. Cf. sur ce point l'analyse de Bernard Jolibert dans « Éducation et instruction chez Tolstoï », Revue *Expressions*, n° 8, mai 1996, p. 38, de la métaphore de Spencer « comparant la connaissance à une sphère grossissant toujours et qui, à mesure qu'elle croît, augmente sa surface de contact avec l'inconnu qui l'entoure ». Les débats contemporains de l'éthique médicale nous rappellent en effet que « plus nous nous instruisons et plus nous mesurons l'étendue de notre insuffisance ».

plus grande est la place prise par la conscience de ses limites et par le questionnement éthique.

Éthique et puissance thérapeutique

Dès lors, le problème est de savoir comment analyser le lien entre le développement scientifique et technique de la médecine à un instant donné et l'appareil intellectuel et moral de l'éthique correspondante, issu principalement, nous le verrons, du champ philosophique. S'il existe une corrélation assez évidente entre l'accroissement de la puissance thérapeutique, le développement de l'interrogation éthique et le besoin d'une déontologie complétée et mise à jour, il n'est pas si aisé d'en apercevoir le principe. C'est cette difficulté même qui explique, par exemple, qu'on puisse soutenir aussi bien que le *Serment d'Hippocrate* conserve aujourd'hui toute sa valeur et toute sa force ou bien au contraire qu'il est dépassé, qu'il doit être aménagé ou remplacé par un autre prenant mieux en compte la réalité de la médecine et des sociétés contemporaines. Les avancées scientifiques et techniques de la médecine justifient à elles seules une sorte de méfiance devant le neuf et elles créent ainsi un besoin que la bioéthique a pour vocation de satisfaire : souvent les promesses du progrès ont été déçues ou même sont devenues des menaces au cours du 20ème siècle.

D'une manière plus générale, le pouvoir désormais conféré à l'homme par la *technoscience* entraîne une forme renouvelée de responsabilité et une dimension jusque-là inconnue de la fonction éthique[1]. De ce fait, la bioéthique, apparue aux États-

[1] Ce champ nouveau qu'on appelle la bioéthique fait l'objet des analyses de Hans Jonas dans *Le principe responsabilité. Une éthique pour la civilisation technologique* (1979), éd. du Cerf, Paris, 1990. La bioéthique est présentée aussi comme une tentative pour réunir une science moderne et une sagesse antique qui semblent ne plus pouvoir vraiment communiquer. Cf. V. R. Potter, *Bioethics : Bridge to the Future*, Prentice Hall, 1971, où sont évoqués « une nouvelle sagesse » et un changement des fondements philosophiques de l'éthique. L'éthique de la biologie et de la médecine est alors englobée dans une éthique qui se fonde sur l'interdépendance des êtres vivants.

Unis, s'est très vite répandue dans le monde, reçue comme une voie de recours devant l'impasse, qu'elle a ainsi paru confirmer, à laquelle l'éthique médicale traditionnelle semblait conduire.

Une question se pose d'emblée, en effet : peut-elle encore s'accommoder de l'éthique hippocratique, cette médecine de maintenant qui voit à travers le corps par l'imagerie médicale, qui est capable de « maintenir en vie » des patients en état de mort cérébrale, qui a les moyens de réaliser une respiration et une circulation artificielles à durée pratiquement indéfinie, qui sait greffer des organes ou bien leur substituer des appareils, qui recourt à la fécondation *in vitro*, qui connaît les lois jusque-là les plus cachées de la génétique et qui en conçoit des usages thérapeutiques ? Ne serait-il pas plus raisonnable d'admettre – tout en reconnaissant que « l'éthique médicale a joui d'une remarquable continuité depuis l'époque d'Hippocrate » – que « les développements de la biologie et des sciences médicales ont ensuite entraîné une réflexion critique » qui rend les textes antiques nécessairement « inappropriés pour l'éthique médicale contemporaine »[1]?

Peut-être, en un certain sens. Mais inversement on observe qu'à l'ère de l'amniocentèse, du monitoring fœtal et du scanner, on n'est guère plus avancé que la Grèce antique quand il s'agit de définir le statut ontologique de l'embryon ou du fœtus, ou à quel moment précis la grossesse commence réellement – à la conception, lors de l'implantation du *conceptus,* à la nidation – ce qui pourtant commande, tout comme du temps d'Hippocrate, le refus ou l'acceptation sur le plan moral de tel ou tel moyen de contraception ou de telle ou telle intervention de la médecine en matière de procréation[2]. La plupart des problématiques contem-

---

[1] Nous citons ici les premières lignes de l'ouvrage de Tom L. Beauchamp et James F. Childress, *Les principes de l'éthique biomédicale*, Paris, Les Belles Lettres, 2008, p. 13. Les auteurs de ce livre, qui traduit bien le caractère de renouvellement continu de l'éthique, reconnaissent bien certaines qualités aux textes anciens mais leur font en revanche de sérieux reproches sur lesquels nous reviendrons (cf. *infra*, ch. IV, p. 91), notamment d'être marqués par une « étroitesse de vue » à laquelle pourrait remédier la bioéthique.

[2] Sur cet aspect de la problématique, cf. *supra*, ch. II, pp. 51-54.

poraines, les « mères porteuses » ou le « suicide médicalement assisté », par exemple, peuvent bien frapper les esprits par la nouveauté des techniques dont use la médecine mais en réalité elles renvoient, pour ce qui est des fins et des principes moraux, à des systèmes conceptuels pratiquement inchangés depuis leur construction par la philosophie antique

De l'éthique *express*

Cette contemporanéité du nouveau et du permanent, qui est si remarquable dans le domaine thérapeutique, est liée à la divergence croissante, et très caractéristique de la modernité, entre la déontologie et l'éthique. On sait que les deux domaines ont parfois semblé se confondre : l'utilisation d'un faux terme grec, fabrication de circonstance pour désigner ce qui doit ou ne doit pas être fait – *déon* est ce qu'il faut et ce qui convient ou au contraire ce qu'il ne faut pas et ce qui ne convient pas, et l'idée d'un *logos* du *déon* est attribuée à Bentham au 19ème siècle[1] – entretient en effet l'illusion que la déontologie et l'éthique ont la même origine et en quelque sorte le même âge. Il n'en est rien, cependant, même si des textes anciens comme le *Serment* ont été présentés après coup comme des traités de déontologie. En vérité, ce n'est que de façon partielle et temporaire que la déontologie et l'éthique ont été liées. Sur bien des points elles apparaissent comme deux démarches opposées.

La déontologie est à certains égards une dépendance de la morale et de l'éthique, au sens où elle n'existerait pas s'il n'y avait pas de morale ou d'éthique. Mais à travers les conditions dans lesquelles elle se décline à partir du bien et du mal, on voit qu'elle finit toujours par devenir autre chose qu'une morale et qu'elle finit nécessairement à bonne distance des rivages du « royaume des normes » et, à un degré un peu moindre, de ceux de l'éthique. Une déontologie, en effet, est principalement une

---

[1] Jeremy Bentham, *Deontology or the Science of Morality*, 1834. Réédition par Elibron Classics, 2005.

éthique de nature *professionnelle*, par conséquent conditionnelle et particulière : elle correspond à un ensemble de valeurs qui, à la différence de l'universalité de la morale, sont à la mesure d'un métier, d'une activité et d'un contexte déterminés. Elle est une théorie de devoirs, positifs ou négatifs, rassemblés dans un code spécialisé qui traite non des principes comme tels mais du permis, qu'elle délimite, du prescrit, qu'elle recommande et du défendu, qu'elle condamne et promet à une sanction. Peut-être même conviendrait-il de parler plutôt d'un code de l'interdit et de l'obligatoire, deux pôles qui dans le système de la modernité enserrent la liberté, ne la tolérant que résiduelle.

Contrairement au schéma qui vaut pour la liaison entre la morale et l'éthique, la déclinaison par laquelle la déontologie dérive de l'éthique bouleverse sa relation avec son origine et à un moment donné y met fin. Cette limite est atteinte lorsque la déontologie est conçue comme une sorte d'*éthique express* par laquelle il peut être fait, en réalité, l'économie d'un véritable débat éthique. Il n'y a plus de contenu intrinsèquement moral dans les codes de déontologie, une fois qu'a été accompli le travail de formalisation des règles qui fixe les rapports entre un professionnel et un usager ou entre une action et son principe, ainsi que le prix de la transgression de ces règles. Certes, c'est sur des valeurs morales universelles que semblent reposer, dans tous les codes de déontologie, les obligations et les interdictions faites aux professionnels : elles sont définies par référence à des idéaux d'honnêteté, de loyauté, de respect, de droiture, etc. Néanmoins, ce n'est pas réellement par ce fondement moral qu'une déontologie s'impose[1] : lui désobéir ne conduit pas à éprouver un sentiment de culpabilité, un regret, un remords ou quelque autre trouble de la conscience, mais à être sanctionné

[1] Kant a posé cette distinction dans ces termes : « l'éthique ne donne pas des lois pour les actions (car c'est ce que fait la doctrine du *droit*) mais seulement des maximes pour les actions », *Métaphysique des mœurs,* II, Introduction à la doctrine de la vertu, VI, *Œuvres philosophiques*, Paris, Gallimard, 1986, t. III, p. 669. Sur le pluralisme juridique et l'expansion moderne des déontologies comme signe d'autonomie par rapport à la société civile et mise en cause du monopole de la production du droit, cf. D. Siroux, *op. cit.*, pp. 475-476.

par l'instance qui a reçu ce pouvoir, c'est-à-dire à s'exposer en retour à une contrainte *sociale*. Les règles de la déontologie sont de nature juridique et non morale. Elles exercent une fonction très différente de celle de l'éthique et même, en un sens, une action opposée : là où l'éthique est questionnement, réflexion et usage critique de la raison, lorsque ce n'est pas remise en cause radicale d'une partie de la morale admise, la déontologie est un code d'arbitrage pour situations problématiques, un système de valeurs imposées et d'injonctions potentielles.

Pour prendre, à titre comparatif, un exemple extérieur à la médecine, on trouve ceci dans un code de déontologie signé lors de l'embauche par tous les employés d'une banque : « La raison d'être du présent code est d'établir les règles qui régissent la conduite professionnelle et morale des administrateurs, des dirigeants, des employés et bénévoles de la caisse. Tous sont tenus de s'acquitter de leurs fonctions avec intégrité, de bonne foi et *dans l'intérêt de la caisse* ». Ce texte nous permet de faire un magnifique voyage. Avec le début, on peut encore se croire au « royaume des normes ». Avec la suite, on aperçoit encore, en passant rapidement, le champ de bataille de l'éthique. Avec les derniers mots, on a changé de monde, on est déjà dans la pure déontologie financière[1].

Entre déontologie et éthique, la délimitation est donc très nette. S'il peut y avoir des hésitations sur les choix à faire pour respecter les prescriptions de la déontologie, dès que s'engage un débat, dès qu'apparaît une interrogation fondamentale sur les valeurs et le devoir ou une réflexion sur la mise en œuvre de normes à portée universelle, on se trouve déjà dans la sphère de l'éthique. Même si elle relative à une activité professionnelle, une question qui n'est pas liée à l'existence préalable d'une

[1] Extrait du manuel « Administration de l'établissement » d'une « caisse de crédit » de Belgique, section 2000, p. 2-2. L'expansion moderne de ce type de déontologie est interprétée par les spécialistes comme un signe d'autonomie par rapport à la société civile et une mise en cause du monopole étatique de la production du droit.

réponse prévue par le code de référence et qui demande à être construite par la délibération d'un sujet relève de l'éthique.

Au reste, il existe des éthiques professionnelles, que leur objet et leur caractère « régional »[1] font apparaître limitrophes de la déontologie mais qui s'en distinguent radicalement par la fonction critique qui s'y exerce et par la référence permanente à des éléments donnant sens, valeur et fondement à la pratique de l'activité concernée. Ainsi, se demander, au nom de valeurs qu'on estime supérieures, si on doit se soumettre à telle ou telle prescription d'un code déontologique, c'est également entrer dans l'éthique. Le passage d'un niveau à l'autre est constitutif de la dialectique sur laquelle se construit la vie morale, dont l'éthique seule peut assurer la conduite.

Par exemple, la plus grande violation qui soit du « devoir de l'homme envers lui-même », rappelle Kant, est le mensonge. La véracité est donc un devoir absolu qui, sous d'autres formes, peut s'appeler aussi loyauté, droiture et « de manière générale, bonne foi »[2]. Nous sommes bien là, plus que jamais, dans le « royaume des normes ». En revanche, la jonction des normes et du réel fait apparaître, dans un certain nombre de cas, l'utilité de dissimuler sciemment la vérité, par exemple quand l'annonce d'un diagnostic médical sévère peut ajouter au mal, ce qui s'appelle « mentir par humanité »[3]. Nous sommes bien, alors, dans une interrogation éthique, où est recherchée, à partir des idéaux acceptés, des expériences antérieures et de l'analyse de la situation concrète, la meilleure attitude à adopter. Enfin, si

---

[1] Sur la « démultiplication des éthiques » et la « restructuration de l'éthique » prenant en compte le « contexte à l'intérieur lequel surgit un problème », voir l'ouvrage de Michela Marzano, *L'éthique appliquée*, Paris, P.U.F., 2008, pp. 3 à 6. L'éthique appliquée est présentée au fil des chapitres (les chapitres II et III, pp. 19-59, portent sur la bioéthique et sur l'éthique médicale) comme une « approche philosophique renouvelée, à l'articulation de la philosophie morale avec sa pratique ».

[2] Cf. Kant, *Métaphysique des mœurs*, II, Doctrine de la vertu, 9, *Œuvres philosophiques*, Paris, Gallimard, 1986, t. III, p. 715 et suivantes.

[3] Cf. la réfutation par Kant d'une objection de Benjamin Constant dans *Sur un prétendu droit de mentir par humanité, Œuvres philosophiques*, t. III, pp. 435-441. Dans ce texte, c'est l'universalité du principe *juridique* qui est évoquée.

nous trouvons dans un code des indications régissant les cas précis dans lesquels la vérité est due ou au contraire doit et peut être dissimulée, et selon quelles modalités particulières, nous sommes dans un système proprement déontologique, dont seule la remise en cause ou le refus pourrait relancer une démarche éthique[1].

La double nature du *Serment*

En ce sens, contrairement à une certaine lecture moderne qui souvent le réduit à une trame déontologique qu'effectivement il comporte puisqu'il traite des devoirs envers les malades, les indigents et les confrères, le *Serment d'Hippocrate* est en réalité un texte d'éthique.

Certes, il énonce, comme le ferait un code de déontologie, les comportements convenables du médecin et les interdits qui s'imposent à lui. Les deux premiers articles (le premier étant un préambule) sont consacrés à des aspects formels de l'entrée dans la profession médicale et aux conditions de son exercice. L'article 8 est une péroraison sur la portée de l'engagement devant les dieux et devant les hommes, qui revient sur le début du texte, dans la tradition pythagoricienne dite des « anneaux imbriqués »[2]. Ces articles sont consacrés aux différents aspects contractuels de l'entrée en fonction, aux devoirs envers les pairs

---

[1] Sur « l'importante dimension éthique » de décisions médicales prises quotidiennement, voir « L'éthique médicale comme discipline herméneutique », *in* Wulff, Andur Petersen, Rosenberg, *Invitation à la philosophie de la médecine,* traduction et présentation d'Alain Masquelet, Sauramps Médical, Montpellier, 1993, p. 193 et suiv. Voir p. 197, comment l'éthique médicale correspond à une prise en compte des « faits empiriques » par « l'ensemble des principes moraux », entraînant la mise en place d'un code éthique.

[2] Le serment comporte neuf articles appariés entre eux, selon le procédé stylistique dit « des anneaux imbriqués ». L'article 9 est à mettre en parallèle avec l'article 1, le 8 avec le 2, etc. L'article 5 représente l'apogée du texte et il exprime une éthique globale : « Je passerai ma vie et j'exercerai mon art dans l'innocence et la pureté ». Cf. Ch. Lichtenhaeler « Le serment d'Hippocrate, analyse d'ensemble », *Revue médicale de la Suisse Romande*, 1980.

(*horkisménois,* frères de serment, succédant aux frères de sang[1]) et aux contreparties dues par l'impétrant au titre de la formation qu'il a reçue. Cependant, même ces points déontologiques et juridiques sont inscrits dans une perspective éthique à travers l'évocation, dans le préambule, de la lumière des dieux et de l'usage de la compétence et de la raison[2] et, dans la péroraison, des valeurs supérieures que représentent la vie, l'art et l'humanité (*bios*, *technè,* et *anthropoïs* pris au sens de l'ensemble des hommes). On s'est parfois étonné du nombre finalement réduit de consignes qui sont données au médecin par le *Serment*, par rapport au grand nombre de situations auxquelles celui-ci peut être confronté. Sans doute le continuel renvoi, fût-il implicite, à l'éthique dont le texte est porteur et le caractère d'exemplarité des obligations et des interdits qui sont énoncés sont-ils un élément d'explication.

Les articles 3 à 7 traitent de la pratique médicale en elle-même et fixent un certain nombre de règles et de limites qui peuvent aussi être lues comme un code de déontologie mais qui définissent en réalité les champs d'autant d'éthiques régionales, subdivisions de celle de la *technè* globale. L'article 3 met en avant la primauté pythagoricienne du *régime* comme condition de l'équilibre dont dépend la santé. Cet équilibre ne touche pas seulement l'alimentation mais toute l'activité physique et même morale. Il doit être recherché pour le corps mais aussi pour l'âme et c'est en tant que principe éthique qu'il est finalement invoqué, puisqu'il est également présent dans le refus de « tout mal et de toute injustice » (*dèlèsei*, avec l'idée de causer un dommage, et *adikiè*). Cependant, il ne s'agit pas d'une consigne

---

[1] L'une des fonctions du *Serment* a été de protéger les familles détentrices du savoir dès lors que l'enseignement médical s'ouvrait à d'autres par suite du trop petit nombre de descendants susceptibles de perpétuer la tradition à Cos. La formation avait déjà cessé à Rhodes. Cf. à ce sujet l'étude de Louis Lacam, *Le Serment d'Hippocrate*, Lacour éditeur, Nîmes, 1999.

[2] *Krisis* renvoie à l'activité de juger et de choisir, qui est, nous l'avons vu, une des conditions de l'éthique. Sur le *Serment*, on peut se référer à la traduction de Littré, Paris, Baillière, 1844, souvent reproduite, et à l'ouvrage d'Alain C. Masquelet, *Le Serment d'Hippocrate,* Paris, Maloine, 1997.

mais d'un précepte, de même qu'ensuite ce n'est pas comme gestes prohibés que sont condamnées la prescription de poisons ou de dispositifs de contraception (*pesson phtorion*) et l'aide à l'interruption de la vie, mais en tant qu'elles sont incompatibles avec le principe moral du respect de la vie. Là encore il s'agit d'un choix éthique, lui aussi d'origine pythagoricienne[1], qui fixe, compte tenu des pratiques alors répandues en Grèce et de la présence d'idéaux parfois contradictoires, une direction à suivre plutôt qu'une règlementation de détail[2].

L'article 5 est le point suprême, en quelque sorte l'*akmè* de la pensée éthique du *Serment*, avec l'invocation des valeurs de pureté (*hagnos*) et de sainteté (*hosios*) et de leurs deux champs d'application, la vie (*bios*) et l'art (*technè*). La vie et l'art sont purs par nature : la fin éthique ultime est de les maintenir ou de les rétablir tels. Avec *diatèreo*, qui indique l'idée de conserver, preuve d'une vertu de libre persévérance, ce n'est pas du tout l'espace limité d'une corporation qui se trouve désigné, mais un monde préservé qui est tenu hors des ténèbres, un refuge rendu possible par la raison et le discours de vérité. On songe ici à la pureté de la « Terre supérieure », telle que l'évoquera Socrate s'entretenant avec Simmias dans le *Phédon*[3].

L'article 6 en revanche ressemble bien, au premier abord, à une consigne digne de figurer dans un code déontologique. Il interdit l'opération de la lithiase et la réserve à des spécialistes : « je ne pratiquerai pas l'opération de la taille, je la laisserai aux gens qui s'en occupent[4]». Il existait en effet des lithotomistes

---

[1] On ne doit pas « quitter son poste sans l'ordre du chef » disent les *Vers dorés* de Pythagore. L'origine pythagoricienne du *Serment* est la thèse de Edelstein dans *The Hippocratic Oath, Texte Translation and Interpretation*, in *Ancient Medicine, Selected Papers of Ludwig Edelstein*, Londres, Oxford University Press, 1968. Elle se déduit du désaccord évident des positions du *Serment* avec celles des écoles classiques, platonicienne, aristotélicienne, stoïcienne.

[2] On sait par ailleurs que les sages-femmes d'Athènes pratiquaient de manière licite des avortements.

[3] Platon, *Phédon*, 110 b -111 a.

[4] Le terme employé, *ergatèsin*, désigne les exécutants, ceux qui font le travail, par opposition, en quelque sorte, à ceux qui possèdent la *technè*.

qui n'étaient pas liés par le *Serment* et qui étaient du reste fort peu estimés[1] : un médecin digne de ce nom ne peut recourir à une pratique aussi dangereuse et, compte tenu des techniques de l'époque, aussi barbare. On ne sait pas exactement, en réalité, comment cet article doit être compris, d'autres opérations aussi risquées n'étant pas proscrites par la tradition hippocratique. Il est possible que cette partie de texte ait été ajoutée tardivement et son authenticité est douteuse[2]. On peut aussi penser qu'étant donné la zone à opérer et la relative « proximité » des deux opérations, l'interdit de la castration, assimilée à une mise en danger de la vie doublée d'une humiliation, a été étendu à la lithotomie. À moins que l'on doive lire plus directement « je ne pratiquerai pas la castration », ainsi que le suggère Littré. C'est d'ailleurs l'interprétation de Gomperz, appuyée sur l'usage de *temno* au sens d'émasculer et qui voit alors dans *lithiontas* ceux qui souffrent non pas de calculs vésicaux mais d'« indurations pierreuses auxquelles on ne peut remédier que par la castration »[3].

Quoi qu'il en soit, il s'agit d'un interdit qui exprime une conception humaniste de la médecine : il faut éviter autant que possible les souffrances qui sont les plus difficiles à endurer, surtout si elles ne correspondent pas à un espoir raisonnable de guérison. En l'occurrence, la lithotomie était souvent fatale. Le souci de maintenir l'intégrité physique du patient et le principe « ne pas nuire » trouvent sans doute là leur application, associée à l'idée d'une médecine qui se montre attentive à la douleur.

---

[1] Ce sont d'ailleurs des « ignorants-empiriques » qui s'acquitteront de ce type de tâche jusqu'au 18ème siècle. En fait cette opération était considérée comme une « véritable boucherie » selon J. E. Petrequin dans *Chirurgie d'Hippocrate*, Paris, 1877.

[2] C'est le point de vue notamment de P. Theil dans *Le Serment-La loi*. Cf. sur ces questions, les ressources critiques rassemblées par l'étude de Christophe Allix dans *Pérennité et actualité du Serment d'Hippocrate*, thèse de médecine, Paris, Université René Descartes, Faculté de Médecine Cochin-Port Royal, 1993.

[3] Theodor Gomperz, *Les penseurs de la Grèce*, vol. 2, *Les médecins*, éditions Manucius, Houilles, 2008, p. 25 et p. 82, note 8.

Les fortes réserves qu'Aristote exprimera sur la chirurgie[1] en seront une traduction plus systématique, mais le *Serment* les énonce déjà comme un devoir moral auquel la conscience de chaque médecin se trouvera un jour ou l'autre confrontée : la séparation de la médecine et de la chirurgie trace une limite au-delà de laquelle la tâche est estimée « indigne » du véritable médecin. Cet interdit n'est que partiel, puisque seul le fait de couper (*temno*) est rejeté, et non la cautérisation ou la réparation des fractures, par exemple. Le texte du *Serment* a certainement été influencé sur ce point aussi par le pythagorisme, qui classait, par ordre de priorité médicale le régime, ensuite les médications et en dernier lieu seulement la chirurgie[2]. Il se peut aussi qu'ait été prise en compte la protestation grecque déjà ancienne contre la douleur provoquée par le traitement, ce qui accréditerait que la médecine antique savait faire une place au point de vue du profane.

Encadrement normatif et espace éthique

On trouve le rejet de la médecine, lorsqu'elle est jugée plus cruelle que la maladie, chez Héraclite, sous une forme bien plus radicale, dans le texte où sont mentionnés « tous ces médecins, taillant, cautérisant, torturant de toutes sortes de façons leurs malades, demandant de toucher des honoraires injustes »[3]. Ce contact direct et rude avec la morale se produit à nouveau dans les articles 7 et 8, symétriques[4] du 3 et du 2, et qui forment un traité de bonne conduite du médecin. En fait, plus encore peut-être que les articles précédents, ils attestent des liens étroits qui unissent l'éthique médicale du *Serment* et celle qui est portée

[1] Cf. sur ce point Aristote, *Problèmes*, 30 (sur « couper et brûler ») et 34.

[2] Cet ordre est présent chez les hippocratiques. Voir par exemple *Aphorismes*, 7, 87.

[3] Héraclite, *Fragments*, LVIII.

[4] Par exemple, les notions de bien du malade (*ep'opheleiè kamnonton*) et de tort (*adikiè*) figurent à la fois dans les articles 3 et 7, appliqués à des contextes différents (le régime d'une part et la maison ou la maisonnée, de l'autre).

par les grands débats de la pensée grecque. À travers la visite du médecin au domicile de son patient, c'est en quelque sorte la médecine elle-même qui rencontre la cité dans sa dimension intime. Se déclinent alors, dans le lien entre le médecin et le malade, l'innocence et la pureté dont l'article 5 faisait des fins ultimes. La corruption (*phtoriès*), l'injustice créant volontairement un tort (*adikiès*), les relations qui peuvent résulter de « la séduction des femmes et des garçons, qu'ils soient libres ou esclaves » et l'indiscrétion, définie comme le fait de dire ce qui doit rester indicible (*arrèta*), font l'objet d'interdictions dont la fonction commune est évidemment d'assurer la protection du malade et l'intégrité de son espace de liberté et d'intimité.

Il s'agit aussi de détourner par avance le médecin de fautes qui sont condamnées aussi bien par la morale courante que par les philosophes. Par exemple Platon imagine une législation qui impose à tout citoyen les limites que le *Serment* a fixées pour le médecin[1]. La discrétion elle-même n'est pas simplement une obligation d'origine pythagoricienne, elle est aussi un signe de la rectitude morale et de la maîtrise de soi qui sont le propre de la vertu. Il s'agit de respecter un ordre supérieur : « les choses sacrées ne se révèlent qú'aux hommes sacrés et il est interdit de les communiquer aux profanes, tant qu'ils n'ont pas été initiés aux mystères de la science »[2].

Si le *Serment* est bien, pour partie, un code déontologique[3], relatif aux obligations envers la confrérie, à la promotion de la vie, à l'interdiction de tuer, au respect de la chasteté et du secret

---

[1] Platon, *Lois*, VIII, 841 c - 842 a.

[2] *La Loi*, IV, 643.

[3] La déontologie hippocratique comprend aussi *La Loi* et *Du médecin*, plus tardifs (cf. Petrequin, *op. cit.*, pp. 209-249). On peut citer encore *Bienséances* et *Préceptes*. Cf. l'introduction de D. Gourevitch, P. Pellegrin et M. Grmek à *Hippocrate, De l'art médical*, L.G.F., Paris, 1994. Voir p. 29 et suivantes la ligne, tracée dans tous les domaines de la vie, entre l'espace privé et l'espace public, qui n'est pas sans lien avec certains aspects de la pratique médicale selon le *Serment*. On sait que l'apparition presque simultanée de la médecine et de la philosophie est liée à la naissance et au développement de la cité.

dans l'exercice de l'art, il est aussi et surtout un véritable espace éthique – équivalent de l'espace politique ouvert par la cité – offert à la réflexion du médecin hippocratique et par la suite à tous les médecins. Il pose que c'est de la conscience de chaque praticien aux prises avec la complexité du réel que relèveront désormais les choix raisonnés par lesquels se définit l'exercice éclairé de l'art.

Et c'est chaque fois à la totalité du savoir, du savoir-faire, de l'expérience acquise et des idéaux empruntés au « royaume des normes » que le médecin aura à se référer, et pas seulement à des règles fondées sur l'état momentané des pouvoirs de la médecine. Paul Ricœur a bien montré, dans son analyse de la prescription, qu'il existe un triple « encadrement normatif de l'acte médical », par les règles du Code de déontologie (secret, droit du malade à la vérité, principe du consentement éclairé), par les règles issues du savoir biologique et médical et par les règles administratives (relatives à la santé publique et au traitement social de la maladie). Au-delà de l'application de ces règles, c'est une intervention de la « *phronèsis* médicale » qui permet au médecin de juger et de décider. L'exercice du jugement est en ce sens un « entre-deux », dans lequel trouve place l'attitude proprement éthique, celle qui « guide l'interprétation tant de la norme que du cas »[1].

Médecine et philosophie : les éthiques premières

Ce n'est pas le moindre paradoxe de notre époque toujours si préoccupée d'éthique que la perpétuelle recherche de règles de déontologie qui en sont le contraire, en ce sens qu'elles ont pour principal effet d'en dispenser. Si la « primauté de l'éthique » représentée par le *Serment* « fascine encore aujourd'hui le corps médical », c'est dans la mesure où elle annonce, dans la pensée

---

[1] Paul Ricœur, *op. cit.*, pp. 693-694. « L'éthique appliquée excède le domaine des normes », ajoute plus loin l'auteur, parlant de l'éthique appliquée dans le domaine médical. Voir aussi le parallèle avec la sentence judiciaire.

occidentale, une véritable « morale en action »[1], par opposition à une morale toute faite ou, pire encore, à une fausse morale faite de choix de circonstance.

L'éthique médicale, en effet, ne peut être séparée de ce qui fait la signification de l'action de soigner : la reconnaissance de la dignité de l'autre, de l'humanité qui est en lui comme elle est en celui à qui il se confie, de sa qualité d'être doué de raison et de liberté qui doit être traité, en termes kantiens, « toujours aussi comme une fin et jamais simplement comme un moyen »[2]. En outre l'action médicale intervient, comme on sait, dans un contexte marqué par une pesanteur ontologique particulière[3]. La vie, la souffrance, la mort, la destinée forment pour la médecine un champ d'exercice qui n'a aucun équivalent dans les autres *technè*. Ce n'est donc pas dans les seules indications du *Serment* ou d'autres codes de bonne conduite que les médecins hippocratiques et les Grecs en général pouvaient trouver l'ensemble des ressources nécessaires à leurs besoins d'éthique, mais aussi dans le débat d'idées, dès le début si vivant, qui a accompagné les avancées de la médecine.

Ce débat, encore actuel, touche à l'élucidation à la fois de la pratique médicale et de la condition des hommes à travers la santé et la maladie. D'emblée il a été un dialogue entre la médecine et la philosophie, à l'origine plus parentes encore que des sœurs, puisqu'à la fois nées ensemble et l'une de l'autre. L'éthique médicale, en ce sens, a été d'abord – et sur bien des points est demeurée – une province de la philosophie : s'il est vrai que la médecine a connu un développement et acquis une puissance qui ont modifié et qui continueront de changer de façon radicale les conditions de son exercice, si la modernité

---

[1] D. Gourevitch, Introduction à *Hippocrate, De l'art médical*, *op. cit.*, pp. 69-70. Cette morale vise à protéger le médecin et à travers lui le malade et, serait-on tenté de dire, inversement.

[2] Kant, *Fondements de la métaphysique des mœurs*, *Œuvres philosophiques*, Paris, Gallimard, 1986, t. II, p. 295.

[3] La souffrance, pour la médecine, et le conflit, pour la justice, sont les deux situations « qui mettent sur la *praxis* le sceau du tragique », disait Ricœur en ce sens, *op. cit.*, p. 694.

elle aussi a d'une certaine façon modifié la maladie, le malade, la revendication de soin, l'attente devant le savoir et jusqu'à l'idée même de santé, c'est bien la philosophie que l'éthique médicale interroge toujours et c'est par la philosophie qu'elle s'interroge.

L'appareil conceptuel commun qu'elles mettent en œuvre aujourd'hui encore s'est édifié à la fois sur la médecine grecque et romaine des hippocratiques à Galien et sur la philosophie, de Pythagore à Marc Aurèle, avec Platon, Aristote, Épicure, Sénèque et Épictète. C'est cet apport considérable de l'Antiquité que nous tenterons ici de cerner, à travers la série d'éthiques en quelque sorte *premières* qui ont formé l'armature de l'éthique médicale de l'Occident : éthique de la vie, éthique de la mort, éthique de l'art, éthique humaniste qui se fonde sur la raison et sur la sagesse. Dans les chapitres qui suivent, nous tenterons de les examiner comme l'héritage laissé par la philosophie antique à nos interrogations contemporaines, comme sa contribution à une sorte de comité d'éthique intemporel.

II

ÉTHIQUE DE LA VIE

PROCRÉATION, CONTRACEPTION, AVORTEMENT

LA MODERNITÉ semble toujours se griser de son propre discours. Dans son domaine, l'éthique médicale ne fait pas exception, s'élargissant au rythme des avancées scientifiques, techniques et thérapeutiques. Et il est aisément compréhensible que de plus grandes possibilités d'intervention sur les processus de la santé et de la maladie, de la procréation, de la fin de vie, par exemple, entraînent davantage de dilemmes et de doutes et par voie de conséquence un besoin sans cesse accru de réflexion et de débats éthiques.

Il n'est pas pour autant établi qu'à un pouvoir toujours plus affirmé de la médecine doit correspondre une recherche infinie de règles spécifiques. Il semble bien que le progrès moral serait plutôt dans la capacité de ramener les interrogations nouvelles à l'unité et à la cohérence du « royaume des normes », ce qui est l'essence de la démarche éthique. Toujours plus de déontologie ne signifie pas forcément avancée éthique, mais au contraire régression, pour les raisons que nous avons indiquées[1].

Par ailleurs, au-delà de ce qu'il peut avoir d'indispensable et de décisif dans le contexte moderne de percée vertigineuse du savoir et du savoir-faire, l'extraordinaire développement de la bioéthique semble participer aussi de l'inflation qui frappe la recherche de normes et de règles. C'est à juste titre que Ruwen Ogien parle de ces « spécialistes souvent autoproclamés », de ces « entrepreneurs moraux qui ont fait fortune intellectuellement et politiquement » et qui interviennent pour faire légiférer toujours davantage, y compris sur des « crimes sans victimes »,

---

[1] Cf. *supra*, pp. 14-16.

au nom d'une « victimologie abusive »[1]. Tous les signes sont en effet réunis d'une subversion de l'éthique par la déontologie au nom de la question posée par un prétendu bon usage du progrès de la science.

Savoir et liberté, la médecine comme *art du salut*

Aborder l'éthique médicale de l'Antiquité suppose dès lors un changement complet de perspective, qui n'est pas du tout une simple conséquence de l'inégalité manifeste des savoirs et des savoir-faire à travers le temps, ou de la différence irréductible des représentations en cause. En fait, l'éthique médicale antique semble avoir été protégée en permanence de la dérive déontologique par tout ce qu'elle comporte d'initial et de fondateur, mais surtout par le fait qu'elle s'inscrit dans le contexte général de liberté intellectuelle qui est le cadre culturel de la Grèce à l'âge classique et l'origine même du développement du savoir.

Cela va bien au-delà des conditions d'exercice de l'action médicale, même si la comparaison de l'Antiquité et du monde moderne met en évidence un contraste saisissant : médecine, soin, santé, maladie, mort, on n'en finirait pas de faire la liste des vocables qui, depuis la Grèce ancienne jusqu'à nous, ont tellement changé de signification qu'ils semblent presque être devenus leurs propres homonymes. Ces différences mériteraient une étude détaillée, comparable à celle de Mirko Grmek sur « la réalité pathologique dans le monde grec, historique, archaïque et classique »[2]. De surcroît, il ne nous est pas facile de nous

---

[1] « Ils voient des victimes partout », dit Ruwen Ogien dans *La vie, la mort, l'état, le débat bioéthique*, Grasset-Fasquelle, Paris, 2009, pp. 16-28. L'auteur évoque également le territoire « assez vaguement défini » de la bioéthique et la production de « rapports et avis à la chaîne » par des comités d'éthique. Un aspect fondamental de la problématique est l'intervention de l'État « par la menace et par la force, même dans les sociétés libérales », pour tout ce qui touche au début et à la fin de la vie (p. 9).

[2] *Les maladies à l'aube de la civilisation occidentale,* Payot, Paris, 1994. Voir notamment, pp. 12-17, les indications méthodologiques sur la différenciation des modes de conceptualisation du pathologique et la notion de *pathocénose*.

représenter ce que pouvait être une société radicalement non « médicalisée », et encore moins de nous y projeter depuis notre temps marqué par « la fin de la mort naturelle », pour reprendre la formule d'Ivan Illich[1].

Ce qui en fait a constamment favorisé en Grèce une liberté dont l'éthique médicale porte le témoignage, c'est la faiblesse – pour ne pas dire l'absence – d'organisation formelle et de codification des règles. La médecine est, en effet, en tant que *technè* et *a fortiori* en tant que *technè* supérieure, une activité qui est capable de se réguler elle-même. Le médecin sait où il doit aller, en quelque sorte par définition, tout comme le pilote, auquel Platon le compare pour cette raison dans la *République*[2]. Un pilote n'a pas, si on peut dire, à *être piloté*. L'argument de la régression à l'infini fait justice de l'idée d'une médecine qui aurait besoin d'une autre activité venant la contrôler : « est-il besoin pour chaque art d'un autre art qui devra étudier ce qui est profitable au premier, puis, pour l'art qui fait cette étude, d'un autre art encore de même sorte, et ainsi de suite ? »

On voit bien que la capacité intrinsèque de se bien conduire elle-même est liée au statut de la *technè*[3], c'est-à-dire en même temps disposition pratique, donc largement autonome, et savoir issu de la multiplicité de l'expérience. Le médecin est lui aussi par excellence celui qui sait ce qu'il a à faire, autre manière de dire que la médecine fait partie de ce que Platon appelait les « arts du salut ». Il le sait d'abord en vertu de la nature même de son art, et ensuite parce qu'il dispose de l'usage de la raison, éclairée par toutes les formes de savoir auxquelles il a accès.

---

[1] Cf. *Némésis médicale, l'expropriation de la santé*, Seuil, Paris, 1975. Déjà dans *La convivialité,* 1973, l'envahissement moderne de la médecine avait été décrit comme le moment où la médecine cesse de guérir pour « prendre en main la vie du patient », selon le mot de Bernard Shaw.

[2] Platon, *République*, 341 d -342 b.

[3] Cf., sur la nature de la *technè*, Platon, *Ion*, 532 c-e, *Protagoras*, 357 b-c, ou encore Aristote, *Métaphysique*, A, 1, 981 a (« L'art naît quand un unique jugement universel applicable à tous les cas semblables se forme d'une multitude de notions acquises par expérience »).

L'éthique et le statut du médecin

Dès le début, la démarche éthique, conduisant à la prise de décision médicale ou orientant, de manière plus large, l'exercice de la médecine, laisse une place prédominante à la réflexion individuelle et à l'activité pensante du sujet, médecin ou patient, qui établit son jugement à partir du savoir disponible d'une part, des idéaux et des valeurs d'autre part. Rien n'est plus important que cette capacité de l'esprit à juger d'une situation et à lui réserver les suites qui conviennent. C'est sur la pratique des médecins égyptiens qu'Aristote s'appuie dans la *Politique* pour montrer que les règles établies à l'avance ne conduisent pas à des résultats comparables à ceux que l'esprit parvient à obtenir en appliquant les ressources dont il dispose aux circonstances particulières de l'action[1]. Le même principe peut justifier tout autant la primauté de l'éthique sur la déontologie.

Le droit à l'improvisation, à l'invention, au libre exercice de la responsabilité est constamment présent dans la médecine grecque, induisant autonomie et liberté. On sait que lorsque les médecins se soumettront à des règles, ce seront celles qu'ils auront établies eux-mêmes, et non celles qu'ils auront reçues de la cité. L'absence de tout contrôle de l'État, qui contraste avec la situation en Égypte, sera ainsi à l'origine de l'éthique et de la fraction de déontologie – c'est-à-dire l'ensemble des règles de conduite au quotidien – qui se constitueront au fil du temps. En Grèce, le médecin prescrit librement les traitements qu'il juge bons pour ses patients, il adapte sans contrainte les protocoles aux cas individuels et il est considéré comme un artisan[2] qui exerce dans les mêmes conditions que tout artisan, choisissant

---

[1] Aristote, *Politique*, III, 1286 a. Aristote fait de cet exemple un usage politique : « les lois énoncent seulement des généralités sans rien prescrire dans les circonstances particulières », ce qui rend avantageux le régime monarchique en tant qu'il assure le gouvernement par « l'homme le meilleur » et non par la « meilleure loi ».

[2] Sur le statut du médecin dans les cités grecques et ses conditions d'exercice, cf. Bernard Vitrac, *Médecine et philosophie au temps d'Hippocrate*, Presses Universitaires de Vincennes, 1989, pp. 29-68.

comme il l'entend ses tarifs, ses clients, son lieu d'exercice, et on sait qu'il est souvent itinérant. Simplement il se distingue par une compétence particulière, jugée d'autant plus importante que la santé représente pour les Grecs une valeur fondamentale[1].

C'est du reste au titre de cette compétence qu'un médecin peut avoir à rendre compte de son action, et encore ne doit-il le faire qu'auprès d'autres médecins, car, seul un médecin peut en juger un autre, rappelle Aristote, qui étend le principe à toute action en tant qu'elle suppose une compétence, écartant ainsi une interprétation purement corporatiste. C'est par l'identité de leurs savoirs qu'un médecin est le confrère d'un autre et non par l'appartenance à une même profession. Il importe peu qu'il s'agisse « d'un simple praticien, d'un prince de la science ou d'un amateur cultivé dans cet art »[2]. Au-delà de cette unité par la connaissance, les statuts des médecins sont très variables, en fonction de l'origine, de la réputation et de ce que l'on croit, à tort ou à raison, être le niveau de performance de chacun. L'absence de toute certification officielle – en effet les écoles de médecine sont des lieux d'apprentissage rivaux mais qui ne se conforment à aucune *norme*[3] – entraîne comme conséquence la nécessité, pour chaque praticien, de mettre ses compétences et ses réussites en valeur.

Les moyens et les fins

Dans ces conditions, savoir et savoir-faire doivent être montrés et mis en exergue : contrainte qui peut conduire à des dérives sans doute, mais en même temps source d'une liberté d'action

---

[1] Platon reprend l'opinion générale en faisant de la santé « le plus grand des biens », *Gorgias*, 452 a. Sur la place de la santé en Grèce ancienne et le statut du médecin grec, voir l'étude de Paul Carrick, *Medical Ethics in the Ancient World*, Georgetown University Press, Washington D.C., 2001, pp. 11-26.

[2] Cf. Aristote, *Politique*, 1281 b - 1282 a.

[3] La question des écoles de médecine antiques est complexe et elle soulève quantité de controverses. Cf. sur ce point les indications synthétiques de M. Grmek dans *Histoire de la pensée médicale en Occident*, vol. I, Paris, Seuil, 1995, pp. 30-33.

laissée au médecin, encore renforcée par le fait que l'autorité, en matière de santé, n'est pas complètement détenue, à cette époque, par le corps médical mais partagée avec la philosophie. Les philosophes exploitent l'intérêt du public pour la médecine et ses techniques nouvelles et ils rivalisent avec les médecins à propos de la question de savoir quelle est la *bonne manière de vivre*, formule riche d'ambiguïtés. Plusieurs textes de Platon et d'Aristote illustrent le souci des philosophes de conserver leurs positions en la matière et de limiter l'autorité de la médecine.

Il s'agit, le plus souvent, de conserver la maîtrise des fins, tout en laissant aux médecins la responsabilité des moyens. Au livre III de la *République*, dans un passage où sont rappelées les limites du pouvoir médical, Platon subordonne le recours à la médecine à une analyse philosophique et politique de la santé et de la maladie. Il évoque le cas de Hérodicos de Sélymbrie, cité également dans *Protagoras* et dans *Phèdre,* maître de gymnase devenu médecin qui, tombé gravement malade, « passe son existence à se soigner » et toujours revêtu d'un « petit bonnet feutré », se moque Platon, « emploie sa science à mourir difficilement ». L'histoire de Hérodicos de Sélymbrie résonne dans l'œuvre platonicienne comme une dénonciation prophétique du moderne « acharnement thérapeutique ».

Décider que telle maladie mérite que l'on se soigne ou non, accepter ou refuser tous ces excès par lesquels la médecine se transforme, selon le mot de Platon, en une « méthode d'élevage appliquée à la maladie »[1] et plus généralement déterminer quel usage il convient de faire de la médecine est une tâche philosophique parce qu'elle traite des fins et que sur les fins, seule la philosophie est compétente. Comme l'indiquait déjà le *Lachès*, « le savoir du médecin ne va pas au-delà de se prononcer sur l'état de santé ou de maladie. Voilà incontestablement tout ce

[1] Platon, *République*, III, 405 c- 406 e. Selon des sources assez incertaines, Hérodicos aurait été l'inventeur de la diététique et le maître d'Hippocrate. Son exemple montre qu'un pédotribe pouvait devenir médecin puis « tuer » ses patients par un régime d'athlète disproportionné (cf. *Épidémies*, VI, III, 18).

qu'il sait et rien d'autre ». Il ignore si « pour tel ou tel » il serait « meilleur de vivre ou s'il ne serait pas meilleur d'être mort »[1].

Ces positions, qui traduisent un contentieux entre médecins et philosophes, montrent aussi comment ont pu, par moments, être partagées ou dissociées les tâches des uns et des autres. Elles révèlent à quel point le développement et l'exercice de la médecine grecque ont pu être marqués par un contexte et une ambiance particulièrement propices à un débat permanent. Ce débat a pu avoir lieu dans les différentes instances de la cité, aucune n'ayant à elle seule de compétence sanitaire officielle[2] : dans les écoles, philosophiques ou médicales, sur l'*agora* ou au domicile même du malade. On pense par exemple à un aspect éclairant de la vie quotidienne. Il n'est pas rare que lors d'une consultation l'examen du patient par le médecin soit interrompu par un autre médecin se disant en désaccord avec le pronostic ou le diagnostic de son confrère. Le colloque singulier n'est pas autant qu'on le croit le sommet de l'idéal hippocratique.

Tenue convenable et amour de l'art

Quoi qu'il en soit, il ne fait pas de doute qu'ainsi marqué à tous les niveaux par l'échange et par la controverse, le monde de la médecine grecque a été plus que tout autre porté à une interrogation constante et ouverte, très favorable à l'émergence et au développement de la réflexion éthique en tant que va-et-vient entre la pensée et l'action. Aussi les opinions des praticiens sur les grands sujets relevant de l'éthique ont-elles été très souvent divergentes, influencées par de multiples courants de pensée. On sait par exemple que sur des questions aussi importantes que l'avortement, l'infanticide, l'euthanasie, le suicide, les médecins grecs et romains ont souvent ignoré ou contourné les indications

---

[1] Platon, *Lachès*, 195 c-d.

[2] Sur la coexistence paradoxale, en Grèce ancienne, d'une médecine publique, associée à une certaine idée de la santé au niveau collectif et d'une « absence d'expertise médicale », à tous les sens du terme, cf. Bernard Vitrac, *op. cit.*, pp. 33-42.

du *Serment d'Hippocrate* et qu'en de telles matières ce sont bien plutôt les apports de la philosophie, de la religion et de la morale populaire qui auront été déterminants pour aider chacun à se prononcer. L'interaction a été permanente entre ces divers courants et l'origine des convictions médicales est à chercher surtout dans la pensée de Pythagore, de Platon, d'Aristote ou de Sénèque. À cet égard, le *Serment* s'est imposé comme un guide des conduites et principalement de la dimension relationnelle du métier de médecin, ce qu'exprime le terme *euschèmosynè,* la bonne tenue, le maintien conforme aux convenances, tout en renvoyant, pour les choix fondamentaux, à une éthique liée à philosophie[1].

Il existe bien ici un double niveau. L'éthique qui est au cœur du *Serment* renvoie aux principes de la morale humaine et de ce point de vue elle est philosophique par vocation. En revanche, l'*étiquette*, selon l'appellation que lui a donnée judicieusement Paul Carrick, est un code de bonnes manières du médecin grec et, en tant que telle, elle a surtout un caractère conventionnel et pratique. Par un paradoxe riche de sens, une réglementation est prévue et détaillée en matière d'étiquette mais il n'est pas prévu pour les médecins grecs de faute pour manquement à l'éthique. Aucun texte n'indique de sanction liée à l'exercice professionnel. Les notions de faute et d'erreur médicales n'existent pas. Platon analyse ce point dans la *République*. Le médecin, en tant qu'homme de l'art, peut commettre des erreurs, il n'est pas du tout infaillible. Ses défaillances ne doivent cependant pas être conçues comme étant réellement les siennes, mais comme étant celles du savoir. Au moment précis où il se trompe, il n'est plus l'homme de l'art. L'erreur et la faute sont absence ou cessation de l'art lui-même[2].

---

[1] Sur la relation de la pensée antique de la santé et de la maladie (théorie des humeurs, atomisme, physique de la corruption, etc.) et de la philosophie, cf. P. Carrick, *op. cit.*, pp. 27-40.
[2] « C'est une défaillance de son savoir qui fait tromper celui qui se trompe et en cela il n'est pas homme de l'art », *République*, I, 340 c.

C'est pourquoi le médecin relève de la loi commune, celle qui s'applique à tous les citoyens. S'il est puni plus sévèrement en cas d'homicide volontaire, dans le cas par exemple où il a fait usage de poisons[1], sa responsabilité est réduite, au contraire, dans le cas d'un homicide involontaire : si un malade vient à mourir en raison de soins inappropriés, il n'y a aura aucune poursuite pour faute[2]. La seule sanction, dans un tel cas, est le déshonneur du médecin[3]. Inversement c'est par le seul amour de son art, dans le souci de sa propre réputation, qui conditionne sa réussite, qu'il agit au mieux et dispense les meilleurs soins alors même qu'il aurait le pouvoir de nuire[4]. Des textes de l'époque romaine tels que *Préceptes* ou *Decorum*, mentionneront des difficultés que n'évoquait pas le *Corpus* hippocratique, comme le caractère parfois opposé des intérêts du médecin et de ceux du patient. L'équilibre est cependant maintenu entre une éthique fondée sur l'amour des hommes et un code visant la bonne conduite et la défense de la réputation du corps médical[5].

---

[1] Platon évoque ce cas comme puni de mort dans les *Lois*, XI, 932.

[2] Cf. Platon, *Lois*, IX, 865 b-c. Il s'agit bien du cas où le médecin est *cause*, même involontaire, du décès. Par ailleurs, il convient de garder à l'esprit que les catégories de faute, de responsabilité, de délit, de cause même, ne sont pas entièrement constituées, en Grèce ancienne, quand le débat éthique se met en place. Sur leur formation, voir Louis Gernet, *Recherches sur le développement de la pensée juridique et morale en Grèce*, Albin Michel, Paris, 2001, notamment pp. 49-185 sur les notions de délit et de peine.

[3] Cette situation est déplorée par divers textes hippocratiques : cf. par exemple *Loi*, 1 (Vème-IVème siècles av. J.-C.). Il n'y a pas d'évolution majeure dans des textes ultérieurs tels que *Le médecin*, de la fin du IVème siècle probablement, qui donne des indications techniques au jeune médecin sur le bandage et la chirurgie, et lui conseille de se former en milieu militaire afin d'acquérir une première expérience et de bénéficier des avancées de la chirurgie de guerre.

[4] Voir par exemple Platon, *République*, I, 332 d-e, où le médecin est jugé « le plus capable, quand ses amis sont malades de leur faire du bien, et de faire du mal à ses ennemis, par rapport tant à la maladie qu'à la santé ». Le *Serment* souligne très fermement certains interdits comme celui de l'aide au suicide ou au meurtre parce que les médecins vendaient alors des drogues et des poisons et pouvaient être tentés d'en tirer un profit excessif, d'autant que les moyens d'investigation et d'analyse après la mort étaient extrêmement limités.

[5] Cf. notamment *Decorum*, 5,12 et 14.

Le choix héroïque de la vie

Le médecin grec peut donc se conformer à des règles en ce qui touche les aspects pratiques de sa conduite professionnelle. Il ne dispose cependant d'aucun code pour prendre des décisions ou faire des choix correspondant à des enjeux majeurs. Il est renvoyé à sa compétence, à sa conscience, à des normes, à des idéaux et à des valeurs qui ne sont nullement contraignants et qui relèvent d'une adhésion philosophique. L'éthique médicale antique consiste pour cette raison en une philosophie de la vie et de la mort – les deux états entre lesquels l'art établit son empire.

La vie, on le sait[1], occupe avec l'art (*technè*) la totalité de l'article central du *Serment* : « pur et sain je conserverai ma vie (*bios*) et mon art (*technè*) ». Elle forme l'axe central de toute la morale médicale antique, qui est focalisée sur la problématique de la vie naissante – procréation, contraception, avortement et infanticide – à laquelle répond, nous le verrons, celle de la vie finissante, avec le suicide et l'euthanasie. Les perspectives sont liées et c'est le même type d'interdit, considéré comme venu du pythagorisme[2], qui s'applique dans le *Serment* à l'euthanasie et à l'avortement. Le *Serment* tout entier peut être tenu pour la proclamation d'un préjugé favorable à la vie, et pour un guide qui organise autour de ce préjugé les grandes orientations du soin humain. Cet énoncé d'un *a priori* qui n'allait pas de soi dans le monde antique et contredisait même la pratique courante est resté à jamais un principe humaniste universel, moralement incontestable.

Nombre de penseurs grecs ont condamné l'avortement à la suite des Pythagoriciens : ceux-ci avaient les premiers vu dans le fœtus un être humain, en tant que tel à protéger. Cependant, cette thèse allait entièrement à contre-courant des conceptions populaires et des mœurs de l'Antiquité. L'infanticide était une pratique très répandue chez les Grecs et chez les Romains. À

---

[1] Cf. *supra*, p. 19.

[2] Cf. Ludwig Edelstein, "The Hippocratic Oath", in *Ancient Medicine*, John Hopkins University Press, Baltimore, 1987, p. 6.

Rome, ce n'est qu'au 4ème siècle après J.-C. que le droit de vie et de mort des parents sur les enfants sera remis en cause. En Grèce, la situation de Thèbes, où l'infanticide était interdit et puni de mort, a été une remarquable exception, due sans doute à la très ancienne législation imposée par le célèbre pythagoricien présocratique Philolaos[1]. Il est évident que dans un contexte où l'infanticide est toléré, tuer un fœtus ne pose pas de problème moral. Aussi semble-t-il logique que l'avortement ait été une pratique assez courante. Ce qui surprend davantage et retient l'attention, ce sont plutôt les raisons pour lesquelles elle l'a été.

Infanticide et avortement

Ces raisons ont pu varier selon l'époque. Certaines expliquent seulement l'avortement et d'autres s'étendent à l'infanticide[2]. Parfois il s'agit d'attitudes propres à une certaine classe sociale, à un moment particulier. Dans la haute société hellénistique ou romaine, les femmes appréhendent de voir leur beauté mise à mal par une grossesse. Il faut rappeler que si l'avortement n'est pas interdit par la loi, celle-ci protège les seuls droits du père et empêche la mère d'avorter sans avoir eu au préalable l'accord de son mari, tout comme l'esclave l'accord de son maître.

Il peut s'agir également d'un choix de vie, d'un désir de conserver sa liberté, la tâche d'éduquer les enfants étant perçue comme trop contraignante. Ce type de motivation peut étonner, mais il faut se souvenir que les moyens de contraception sont alors rudimentaires et que la naissance est une circonstance très différente de ce qu'elle est devenue depuis : par exemple, en Grèce ancienne les parents jugeaient naturel de ne décider de

---

[1] Cf. William Lecky, *European Morals*, Kessinger Publishing, vol. 2, p. 26. L'infanticide n'était pas interdit s'il concernait des sujets jugés faibles ou mal formés.

[2] Cf. sur ce point l'analyse de P. Carrick, *op. cit.*, pp. 117-118.

garder l'enfant ou de le « déposer » que plusieurs jours après la naissance[1].

Une autre raison d'avorter est le souci d'éviter les dépenses liées à l'éducation d'un enfant[2]. Une telle motivation est jugée *économique* au sens positif et si profondément grec du terme. Hésiode recommandait déjà que la famille ne compte qu'un seul enfant afin de mieux asseoir le patrimoine[3]. Platon fait dans les *Lois* une recommandation qui va dans le même sens, mais il étend la limite à deux enfants, « un garçon et une fille »[4].

On décide aussi de pratiquer l'avortement afin d'éviter une descendance qui aurait toutes les chances de compter des sujets faibles ou débiles, donc à la charge de la cité par la suite. Cette forme d'eugénisme est constante à Sparte, mais elle existe dans bien d'autres cités. Les Spartiates soumettent le nouveau-né aux Anciens, rapporte Plutarque[5], afin qu'ils jugent s'il est bien formé et vigoureux ou s'il doit être emmené au Taygète pour y être précipité. Le bébé a préalablement été lavé par les femmes avec du vin, test qui visait à détecter les sujets potentiellement épileptiques et maladifs, à qui le vin donnerait des convulsions. Au-delà de la suspicion de faiblesse constitutionnelle ou de malformation, l'infanticide a parfois été toléré, en Grèce et à Rome, avec un certain sentiment de culpabilité sans doute, pour des enfants parfaitement normaux et en bonne santé.

Une autre motivation de l'avortement est en effet liée à la régulation de la natalité[6]. Les cités grecques, petites villes-états où la pression démographique peut très vite devenir forte, sont nettement plus concernées que les vastes territoires de l'Empire

---

[1] En Grèce, ce n'est qu'après la fête dite des *Amphidromies*, cinq jours après la naissance, que l'enfant ne peut plus être « exposé » pour abandon. L'accès à l'existence légale est plus tardif encore. Sur ces questions, cf. A.-M. Butin, *La Grèce classique*, Les Belles Lettres, Paris, 2002, pp. 113 et 217.

[2] Ce point est attesté par Plutarque et Quintilien, comme l'a noté W. Lecky, *op. cit.*, p. 28.

[3] Hésiode, *Les Travaux et les Jours*, v. 376-377.

[4] Platon, *Lois,* 930 d.

[5] Cf. Plutarque, *Les vies des hommes illustres*, « Lycurgue », 16.

romain, en continuelle expansion, nécessitant soldats et colons[1]. Faute de pouvoir imposer un contrôle des naissances au sens moderne, les cités semblent avoir favorisé une sorte de natalité adaptée, laissée en bonne part à l'initiative privée, c'est-à-dire à l'avortement voire à l'infanticide décidé au sein de la famille. D'ordre plus strictement privé encore est l'infanticide des filles, lié au fait qu'élever un garçon se révèle en quelque sorte plus avantageux en termes d'apport économique : la main d'œuvre masculine est jugée plus productive, les garçons ont vocation à embrasser la carrière militaire, etc. Selon la formule de Stobée, « un fils, on l'élève toujours, même si on est pauvre ; une fille, on l'expose même si on est riche ». Une autre donnée, d'ordre sociologique, est aussi à prendre en compte. Les moins fortunés sont les moins à même d'exercer un choix sur le sexe des enfants, en ce sens qu'ils sont plus que les autres contraints d'exposer les filles et même de sacrifier leurs enfants en général, qu'ils soient filles ou garçons : « les pauvres n'élèvent pas leurs enfants », dit en ce sens Plutarque[2].

Par ailleurs, l'avortement et l'infanticide peuvent obéir à de tout autres considérations tenant à la vie privée. Avorter est une réponse possible à la nécessité de dissimuler un adultère[3]. On sait qu'à l'époque hellénistique et pendant l'empire romain une réglementation plus sévère, qui allait dans certains cas jusqu'à l'interdiction, avait été prévue et appliquée afin de protéger les intérêts du mari. Dans une perspective analogue, l'infanticide pouvait être pratiqué pour empêcher une descendance illégitime et conserver un patrimoine à des héritiers jugés incontestables.

---

[1] Voir sur ces questions l'étude de M. Moissides « Le malthusianisme dans l'Antiquité grecque », revue *Janus*, 36, 1932.

[2] Stobée et Plutarque sont cités par Pierre Brulé, *La fille d'Athènes*, Les Belles Lettres, Paris, 2001. L'étude analyse notamment les implications démographiques de « l'exposition préférentielle de filles ».

[3] Cf. les travaux de Durant et de Westermack cités par P. Carrick, *op. cit.*, p. 141, note 16. La femme qui avorte sans l'autorisation de son mari peut être soupçonnée d'adultère et par suite répudiée. Cf. l'étude d'Y. Kniebiehler dans le *Dictionnaire de la pense médicale*, PUF, Paris, 2001, p. 140 et suivantes.

On sait que pendant toute l'Antiquité, la puissance paternelle a été la pièce maîtresse du droit et de la morale.

Enfin, l'avortement a naturellement été comme aujourd'hui le moyen que propose la médecine pour protéger la future mère d'une grossesse difficile et d'un danger pour sa santé ou sa vie.

L'idéal humaniste et la démarche éthique

Contrairement à l'infanticide, l'avortement peut être aussi un acte médical décidé au nom du savoir et de ce qui sera affirmé par le *Serment* comme étant une valeur fondamentale, l'intérêt du patient[1]. La distinction de l'avortement thérapeutique et de toute autre sorte d'avortement joue dans l'éthique hippocratique un rôle majeur en ce qu'elle établit une frontière nouvelle. Elle sépare ce que le médecin peut faire en faveur de la vie, de façon directe, par les soins qu'il prodigue, ou de façon indirecte, en supprimant une vie possible pour sauver une vie existante, celle de la mère, et toutes les manières inacceptables de renoncer à la vie ou de la détruire, qui lui sont formellement interdites.

Le parti de la vie surgit ainsi brutalement et, nous l'avons vu, au rebours de toutes les pratiques en cours dans le monde auquel les règles du *Serment d'Hippocrate* sont destinées à être appliquées. L'article 4 du *Serment*[2] n'est certes pas apparu tout d'un coup, dans une espèce d'inspiration – il est au contraire l'aboutissement d'un long processus dont nous verrons l'origine philosophique. Il n'en constitue pas moins, dans le domaine éthique, une avancée soudaine, une rupture éclatante avec l'*état néant* de la moralité qui prévalait jusque-là, avec la complète absence de distance vis-à-vis de la réalité sociale, économique et politique qui était de règle. Pour la première fois sans doute

[1] Cf. notamment, article 3, la notion de « bien des malades selon le pouvoir et la raison ». On sait que les techniques qui sont utilisées pour l'avortement dans l'Antiquité ne sont pas sans risque sérieux. Les drogues et les pessaires peuvent entraîner des infections et même une stérilité définitive.

[2] L'article 4 vise une double interdiction de prescrire, qui porte d'une part sur le *pharmakon* mortel et d'autre part le *pesson phtorion*, le pessaire abortif.

dans la médecine occidentale, l'éthique s'affirme comme une manière de se démarquer en même temps du réel et du possible.

Du réel, évidemment, puisque le choix absolu de protéger la vie survient dans un monde qui semblait jusque-là l'ignorer et qui dans la pratique ne s'y soumettra guère. La séparation est simplement consommée entre l'usage populaire et les impératifs fixés au professionnel de la santé. Une norme s'impose, créant pour le médecin le devoir de s'y conformer ou en tout cas de délibérer sur ce qu'il doit faire dans une circonstance particulière où le bien lui apparaîtrait comme étant en conflit avec cette norme.

En même temps, l'éthique marque une avancée par rapport au possible. L'exigence de respect de la vie est en avance sur les progrès effectifs de la médecine grecque. À cette époque, le lien entre sexualité et procréation est l'objet d'une connaissance extrêmement imprécise. Lucrèce devra encore argumenter pour montrer que la volonté divine n'est pas la cause de la fécondité ou de la stérilité. Si les Présocratiques avaient bien imaginé une forme d'embryologie, celle-ci, comme les autres sciences de la reproduction humaine, ne deviendra un champ disciplinaire que progressivement, avec Hippocrate puis Aristote[1], et encore sur un mode essentiellement spéculatif. Pendant toute l'Antiquité, les techniques de contraception seront peu fiables, quoique fort ingénieuses. Ainsi, Aristote connaissait un contraceptif efficace, le pessaire à l'huile de cèdre, mais en ignorait le mode d'action. La recette hippocratique de boisson au sel de cuivre protégeant la femme de toute de toute grossesse pendant une année n'était pas conçue avec plus de précision[2]. Les principaux moyens de contraception relèvent de la diététique ou de la « technique » sexuelle. Les premiers grands progrès scientifiques vont être l'œuvre de Soranos d'Ephèse, avec la distinction fondamentale

---

[1] Sur ces questions, cf. J. Lombard, *Aristote et la médecine, le fait et la cause*, Paris, L'Harmattan, 2004, pp.103-108.

[2] Cf. l'étude de N. Himes, *Medical History of Contraception*, New-York, Gamut Press, 1963, à laquelle nous empruntons ces exemples.

entre produits abortifs et contraceptifs[1], entre *phtorion*, « ce qui détruit » et *atokion,* « ce qui rend stérile »[2].

Quant aux méthodes d'avortement proprement dites, elles consistent dans l'élimination manuelle ou mécanique de l'œuf. Les textes hippocratiques recommandent les sauts répétés, les fesses devant toucher les talons[3]. Il existe aussi les drogues à base de plantes, comme le rue ou l'absinthe, les pessaires, et en dernier ressort l'embryotomie, lorsque la vie de la mère est en danger ou lorsque le fœtus est mort[4]. Les sages-femmes aident souvent à l'avortement, même s'il n'a pas de caractère thérapeutique. L'un des premiers effets du *Serment* sera de dissocier l'attitude du médecin de celle de la sage-femme sur ce point. On remarque, là encore, que ce n'est pas l'extension du savoir qui a conduit à une plus grande exigence éthique, mais que c'est cette exigence, au contraire, qui intervient d'abord, comme un appel, comme une référence nouvelle à un idéal que le savoir et la pratique auront désormais à faire leur. L'institution d'un idéal humaniste est bien la condition et non pas la conséquence de la pratique ou des règles qu'elle se donne.

Dilemme romain : les deux écoles de Soranos

Dans les écrits hippocratiques, le mot *anthropos*, qui désigne l'être humain quel qu'il soit, est souvent utilisé pour parler du patient, signe que c'est l'homme en tant que tel, indépendam-

---

[1] Soranos d'Éphèse est connu comme l'inventeur du *speculum* et le premier grand gynécologue et obstétricien, au début du 2ème siècle après J.-C.

[2] Il faut rappeler qu'un doute existe à propos du sens de l'article 4 du *Serment*, qui peut être lu comme interdisant tout avortement ou seulement l'utilisation du pessaire. Le lexique n'est d'ailleurs pas fixé, *phtorion* désignant semble-t-il aussi bien, selon les cas, l'avortement ou ce qui le déclenche.

[3] Cette technique du saut est exposée dans le traité hippocratique *De la nature de l'enfant*, qui décrit comment après sept sauts effectués « les fesses touchant les talons » la « semence tombe à terre en faisant grand bruit ».

[4] À noter que si la loi ne punit pas l'avortement lui-même, en cas de décès de la femme de lourdes peines pour empoisonnement peuvent frapper celui qui a fourni les drogues.

ment du sexe, du rang et de l'origine sociale, l'homme présent dans tout malade, qui mérite attention et soin. C'est à lui que la médecine doit « être utile ou du moins ne pas nuire », selon la formule du traité hippocratique *Épidémies*[1]. « Être utile » est l'expression de l'idéal et « ne pas nuire » est la marque de sa poursuite lorsqu'il ne peut pas être atteint, le minimum moral requis[2]. Le médecin grec est le premier qui engage sa responsabilité sur cette base, en raison de l'existence simultanée d'un idéal de respect de la vie et d'une liberté d'agir en conscience.

Les devoirs du médecin ne seront redessinés que bien plus tard, à la fin du second siècle, lorsque l'Église prendra position sur l'avortement – et l'euthanasie – mais la morale chrétienne confirmera le *Serment* qui, dans sa dimension de défenseur de la vie du moins, semble avoir été écrit pour l'intégrer. Toutefois la question de l'avortement qui divisait déjà les médecins grecs va donner lieu à l'époque romaine tardive à une radicalisation des positions. Déjà certains hippocratiques avouaient qu'ils ne se conformaient pas toujours au *Serment* et apportaient quelquefois leur aide à des patientes désireuses d'avorter. L'un d'eux admet par exemple avoir indiqué à une jeune danseuse en début de grossesse la technique du saut.

Soranos d'Éphèse, en particulier, a observé qu'il avait existé pendant l'époque romaine deux écoles en matière d'avortement. L'une, la plus nombreuse, à laquelle il se rattachait, préférait la contraception mais admettait le recours à l'avortement dans le cas où la grossesse faisait courir un risque à la mère, tout en le refusant dans les autres cas. Néanmoins une brèche est ouverte et d'autres types d'exceptions seront à partir de là concevables. La seconde école regroupant notamment les médecins chrétiens refusait de manière absolue la pratique de l'avortement au nom du devoir de la médecine de protéger ce qui a été engendré.

---

[1] *Épidémies,* I, 5.

[2] Sur le refus de soigner comme moyen antique de respecter le principe « ne pas nuire », cf. *De l'art*, 8, « objection : les médecins refusent de soigner les maladies désespérées ».

C'est un problème éthique majeur qui se pose : concilier la protection due à la patiente et le respect de la vie, qui sont deux impératifs du *Serment.* Le refus de l'avortement thérapeutique dans un cas où la mère court un danger en menant la grossesse jusqu'à son terme crée une difficulté qui restera insurmontable jusqu'à l'invention, très récente à l'échelle de l'histoire de la médecine, d'une césarienne sûre. L'Inde ancienne, les Hébreux, les Grecs, les Romains connaissaient surtout la césarienne *post-mortem.* Il est fort douteux que César soit venu au monde par l'intervention à laquelle il aurait, selon le récit de Pline, laissé son nom[1]. Plus éclairant, en ce sens, est l'épisode mythologique de Zeus retirant son fils Dionysos du ventre de sa mère, la mortelle Sémélé, qui vient d'avoir son « sein ouvert par le feu porte-foudre »[2]. La césarienne sur femme vivante est jusqu'au milieu du 19ème siècle[3] un acte désespéré, déconseillé et redouté par les obstétriciens.

Métaphysiques de la vie naissante

La question qui est posée d'emblée est néanmoins, quel que soit l'état des techniques médicales, le choix entre deux valeurs qui s'imposent l'une et l'autre et qui de ce fait se présentent comme contradictoires – ici la vie de la mère et la vie de l'enfant. Toute la problématique de la vie naissante est pour cette raison étroitement liée au statut des êtres qu'il s'agit de protéger ou non. Par exemple, le principe « ne pas nuire » ne s'impose pas, dans l'hypothèse d'un avortement, à un médecin qui ne croit pas que le fœtus est déjà un être humain. Du reste, la notion du « ne pas nuire » est liée aux conceptions philosophiques, métaphysiques, et théologiques du médecin à qui revient de prendre la décision.

---

[1] Cf. Pline, *Histoires Naturelles*, VII, 9.

[2] Cf. Euripide, *Les Bacchantes*, vers 1 à 4.

[3] Sur cet historique, voir l'étude synthétique d'Y. Aubard, Y. Le Meur, M. Grandjean et J. H. Baudet, « Histoire de l'opération césarienne », *Revue française de gynécologie et d'obstétrique*, 1995, vol. 90, n°1, pp. 5-11.

Un raisonnement analogue peut s'appliquer à l'euthanasie si on considère que délivrer de ses souffrances un patient condamné n'est en aucune façon lui « nuire ».

Il ne revient donc pas à la médecine, et pas davantage à la cité en tant que telle, de fixer des règles du bien et du mal, qui reposent nécessairement sur une évaluation du monde et sur une méditation à propos de la valeur de l'existence humaine et du prix des choses. Une telle quête s'appelait la philosophie. Le signe le plus assuré de la force des idées est la naissance, sans aucun doute survenue très tôt, de valeurs qui s'expriment dans le *Serment d'Hippocrate* par l'interdiction de l'avortement. Si le texte est du IVème siècle av. J.-C., l'idéal de respect de la vie, dont il n'est que l'un des aspects, est beaucoup plus ancien et on peut faire l'hypothèse qu'il s'est construit à partir de l'époque de l'école de Cnide, aux premiers temps du pythagorisme, dont Alcméon de Crotone, médecin philosophe, a été le représentant. Aristote renvoie explicitement à Alcméon et à sa conception de l'âme « immortelle par sa ressemblance avec les êtres qui sont immortels »[1]. Or l'un des apports majeurs du pythagorisme est l'affirmation de l'existence de l'âme, divinité temporairement déchue, part essentielle de la personne, siège de la plus haute valeur de l'être[2].

Et l'âme, disait Pythagore, est présente dans le fœtus dès la conception. Elle se confond en partie avec la vie, puisqu'elle se définit comme la bonne proportion des propriétés du corps. Sur cette thèse centrale du pythagorisme, qui entraînera pour des raisons évidentes la condamnation totale de l'avortement, les témoignages concordent, des Présocratiques comme Philolaos

---

[1] Aristote, *De anima*, I, 2, 405 a-b. Alcméon, philosophe et médecin, aurait été actif vers 500 av. J.-C. Pythagore, dont la vie a des aspects légendaires, serait né à Samos vers 580 av. J.-C.

[2] En parallèle, la santé se définit comme la présence ou la restauration des bonnes proportions dans le corps entre les propriétés contraires, l'humide et le sec, le fluide et le visqueux, l'amer et le doux, le pair et l'impair. Sur la place de Pythagore, cf. Léon Brunschvicg, *Le rôle du pythagorisme dans l'évolution des idées*, Paris, Hermann, 1937.

aux néoplatoniciens comme Porphyre, et Diogène Laërce les a tous confirmés. L'idée qu'une vie fœtale vaut une vie adulte ne quittera plus, dès lors, le champ philosophique et elle envahira rapidement celui de l'éthique médicale, y créant un controverse qui ne cessera d'augmenter jusqu'à l'installation de la doctrine chrétienne. Dans l'intervalle, Platon et Aristote seront chacun à leur manière des héritiers du pythagorisme, mais ils aborderont différemment la question de la vie naissante. Platon croit à une immortalité personnelle et il accepte la dualité de l'âme et du corps et la doctrine de la transmigration des âmes[1], ce qui aurait sans doute pu le conduire à condamner l'avortement, comme les pythagoriciens. Or il adopte contre toute attente la thèse inverse, se séparant du pythagorisme sur la définition du début de la vie, c'est-à-dire sur le moment où l'âme commence son séjour dans le corps. Cet évènement hautement métaphysique ne se produit pas avant la naissance, dit Platon, il en est contemporain. De ce fait, le fœtus n'a pas d'âme, et le détruire n'est donc pas tuer un être humain.

Le dernier livre de la *République* s'achève d'ailleurs sur un récit d'incarnation de l'âme, dans ce qu'on a appelé le mythe d'Er le Pamphilien. Ce sont les « âmes qui choisissent chacune leur vie », dit une première fois le texte, sans que l'on sache tout d'abord si la formule doit être prise à la lettre et si la vie peut exister en dehors de tout être *animé*. Mais la description de l'arrivée des âmes dans les corps, à la fin du récit, lève toute ambiguïté. Chaque âme en effet est « emportée en haut, *vers la génération* ». Er ne comprend même pas « de quelle façon il est emporté vers son corps […] mais ayant tout d'un coup ouvert les yeux, il se voit à l'aube étendu sur un bûcher »[2]. *Venir au monde* est ainsi une formule à prendre au pied de la lettre : rien d'humain n'existe jusqu'à l'arrivée de l'âme et rien d'inhumain n'est donc à redouter avant.

De ce fait, la question de l'avortement ne se pose pas, selon Platon, sur un plan strictement moral. Elle correspond à une

---

[1] Sur la théorie platonicienne de l'âme, cf. aussi plus loin, ch. III, pp. 63-64.

[2] Platon, *République*, X, 621 b-c.

éthique plus large, englobant la politique entendue comme la recherche de l'intérêt à long terme de la cité – auquel doit être subordonné celui de l'individu et de la famille. Par exemple, l'avortement se justifie du point de vue eugénique et du point de vue démographique parce que la procréation doit profiter, d'une façon générale, à la cité. Ce point de vue est présenté au livre V de la *République*, lorsque sont détaillées les mesures relatives à la procréation[1]. Le lexique utilisé et les manières d'argumenter évoquent un élevage humain qui se rapproche beaucoup d'un élevage animal.

En fait, certaines de ces recommandations correspondent à une saine gestion de la démographie de la cité, comme veiller à ce que « le chiffre de la population soit conservé autant que possible le même, en faisant place aux prévisions de guerre, de maladies et de tout ce qui est de cet ordre », afin que « l'État ne devienne ni grand ni petit »[2]. D'autres sont marquées par des préoccupations de santé publique, en rapport avec l'avantage bien conçu de la cité. Par exemple, la procréation doit avoir lieu au début de la vie adulte. La femme de vingt à quarante ans et l'homme de trente à cinquante-cinq peuvent engendrer « dans l'intérêt de l'État »[3]. Ensuite, le risque de mettre au monde des enfants faibles ou mal portants est trop grand. Les naissances survenues hors des normes fixées entraînent contre le père des sanctions pour « incontinence »[4]. Il existe ainsi chez Platon une sorte de délit de contravention à l'eugénique. Dans le cas précis des naissances qui surviennent hors des délais, ce qui est puni, c'est « l'acte *générateur*, avec ses conséquences qui intéressent la communauté ». Ainsi la procréation ne relève pas de la liberté mais de l'organisation de la vie collective.

---

[1] Platon, *République*, V, 459 d- 461 d. On notera la mention faite de « femmes capables d'allaiter » (460 d), qui sont en fait les mères d'enfants « exposés », appelées un peu plus loin les « nourrices ».

[2] *Id.*, 460 a.

[3] *Id.*, 460 e.

[4] *Id.*, 461 b.

Un autre point est à souligner. Les relations sexuelles sont autorisées en dehors des âges prévus pour la procréation, mais il est impératif de veiller à ce qu'en « cas de grossesse, pas un fœtus ne parvienne à la lumière »[1]. L'appel à l'avortement est ici pressant, parce que les standards de bonne santé fixés par la cité risquent de ne pas être atteints. Autrement dit, il n'y a plus chez Platon, à l'horizon de la vie naissante, qu'une éthique à fondement politique, qui ne renvoie pas à un « royaume des normes »[2] mais rend possible une déontologie dangereuse.

Oublier Sparte

Les positions d'Aristote sur ces questions peuvent sembler, par certains aspects, relativement proches de celles de Platon. Ce n'est pourtant qu'une apparence, dans la mesure où Aristote parle de la cité réelle, qui est à organiser dans la perspective du bonheur des citoyens, et non d'un projet idéal qui est à édifier en totalité et en imagination. Pour des raisons d'ordre politique qui ne sont pas si éloignées de celles qu'avance Platon, Aristote estime que l'avortement et l'infanticide peuvent être justifiables moralement dans la mesure où ils permettent un contrôle des naissances : « la liberté de procréation, à la manière dont elle existe dans la plupart des États, est cause infaillible de misère pour les citoyens »[3]. Faute de pouvoir augmenter la richesse, il faut savoir contenir la population.

Le livre VII décline donc une série de normes dont certaines rappellent celles de la *République,* même si les aspects éducatifs et psychologiques sont davantage pris en considération et si la dimension purement biologique est par moments d'un moindre

---

[1] *Id.*, 461 c. Il est précisé que l'on doit s'assurer, « en cas d'accouchement forcé », qu'il n'y aura « pas de subsistance pour un enfant de cette sorte ». L'invitation à la contraception est donc implicite.

[2] Cf. *supra,* p. 9 et suivantes.

[3] Aristote, *Politique*, II, 6, 1965 b. La *Politique* comporte, livre II, 2 à 5, une critique du communisme platonicien dans la *République* et dans les *Lois* (1261 b - 1264 b).

poids[1]. Néanmoins l'objectif est bien d'obtenir des enfants sains et vigoureux, ce qui contre-indique la procréation chez les trop jeunes couples, car il faut attendre que « le corps soit dans sa pleine vigueur »[2]. On note cependant qu'Aristote, ici encore, prend en compte les aspects psychosociaux, touchant à la vie et des parents et de la famille : âge respectif des époux quand la période de fertilité prendra fin, âge de leurs enfants lorsqu'ils leur succèderont dans la vie active, etc. Des données favorables à la procréation, relatives au régime et au calendrier, sont également rassemblées. Pour le régime, un juste milieu doit être trouvé, qu'il s'agisse de l'homme ou de la femme, entre régime d'athlète et laisser-aller. Promenade quotidienne et alimentation plus substantielle sont obligatoires pour les femmes enceintes[3]. Enfin, les objectifs de santé publique et d'équilibre démographique sont clairement présentés comme justifiant la délimitation du permis et du défendu en matière d'avortement et d'infanticide, dans l'intérêt supérieur de la cité.

De même que Platon préconise la limitation des naissances, l'avortement, l'exposition des nouveau-nés et implicitement du moins l'infanticide[4], Aristote met au premier rang des priorités la définition d'une politique qui protège la cité d'une augmentation excessive de la population. Cependant il s'éloigne bien plus que Platon des usages de Sparte[5] et il introduit à différents niveaux une exigence morale nouvelle. La *Politique* comporte à

---

[1] *Politique*, VII, 16, 1335 b. Les « limites d'âge » sont différentes de celles que Platon avait fixées. L'ensemble des indications qui sont données sur la procréation sont à rapprocher de celles de l'*Histoire de animaux*, V, 14, 544 b.

[2] *Politique*, VII, 16, 1335 a 30-35. L'âge du mariage indiqué dans la *Politique* ne correspond pas à celui de l'*Histoire des animaux*. Des contradictions du même genre se trouvent également chez Platon, traduisant l'imprécision du savoir concerné. Voir aussi un peu plus loin, 1335 b 25 - 40, les compléments apportés sur la procréation, qui doit être considérée comme ayant lieu au service de l'État (*leitourgia*) et donc se produire lors de la « pleine vigueur de l'intelligence », et sur l'*atimie* prononcée en cas de « faute ».

[3] *Id.*, 1335 a 35 - 1335 b 20.

[4] Cf. Platon, *République*, V, 460 b-c, *Lois*, V, 740 c-e.

[5] Sur l'influence exercée par Sparte, cf. les indications données par Plutarque, *Vies des hommes illustres*, « Vie de Lycurgue », notamment XXX-XXXIII.

cet égard un texte essentiel : « [...] les enfants, à leur naissance, doivent être ou exposés ou élevés ; qu'une loi interdise d'élever aucun enfant difforme. Mais dans le cas d'un accroissement excessif des naissances, comme le niveau de mœurs s'oppose à l'exposition de tout nouveau-né, une limite numérique doit être fixée à la procréation, et si des couples deviennent féconds au-delà de la limite légale, l'avortement sera pratiqué avant que vie et sensibilité surviennent dans l'embryon : le caractère respectable ou au contraire abominable de cette pratique sera déterminé par l'absence ou la présence de la sensibilité ou de la vie »[1]. Ce texte annonce plusieurs avancées éthiques importantes, qu'il faut bien entendu rapprocher de la conception aristotélicienne de l'âme comme « forme du corps » au sens où, selon l'exemple célèbre, « la vision est la forme de l'œil »[2]. Cette thèse modifie la représentation que l'on peut se faire de la grossesse, puisque l'âme et le corps sont une substance unique et apparaissent donc au cours d'un même processus. On sait que « l'âme n'est pas un corps, en effet, mais quelque chose du corps »[3].

Dans la *Politique*, Aristote interdit l'infanticide et réserve l'exposition aux cas des enfants nés difformes, ce qui élimine d'emblée nombre de motifs de convenance. Ensuite, l'évolution des mœurs, qui est désormais plus défavorable à la pratique de l'exposition, est prise en considération. Enfin, l'avortement, dégagé du pouvoir absolu du père, est rattaché de manière plus rationnelle aux besoins de la procréation, qui est assimilée à une *liturgie.* Il est réglementé d'une manière nouvelle, en fonction du statut de l'embryon et des étapes de la grossesse, et selon un principe intangible.

Aristote condamne ainsi une bonne partie des pratiques que nous ressentons à présent comme la honte des sociétés antiques. Surtout il pose un principe nouveau, selon lequel l'avortement n'est acceptable qu'avant l'apparition de la « vie végétative »,

---

[1] *Id.,* 1335, b 15- 25.
[2] Cf. Aristote, *De l'âme*, 412 b.
[3] Aristote, *De l'âme*, 414 a.

ce qui correspond au quarantième jour de la grossesse[1]. Cette limite est fixée en fonction du développement présumé de l'être humain avant sa naissance. Selon la science grecque, le sperme fait coaguler le sang de la femme et ce processus dure au moins quarante jours[2]. L'intervention qui est faite au cours de ce délai empêche simplement la conception, alors que celle qui a lieu après interrompt la vie, ce qui fait une différence considérable. L'application de ce principe est à l'origine d'une controverse[3] qui a traversé les siècles. Il en est ainsi chaque fois qu'une règle énoncée comme ayant une portée éthique l'a été en vertu de la science régnante.

Loi naturelle et loi divine

D'une certaine manière, au moment où l'héritage de la Grèce classique passe au monde tardif de la Rome préchrétienne puis chrétienne, les termes du questionnement éthique concernant la vie naissante sont déjà à peu de choses près ce qu'ils sont dans le monde actuel. Nous verrons de quelle façon ils permettent, plus qu'on ne le croit, de répondre malgré leur anachronisme

---

[1] Cf. aussi Aristote, *Histoire des Animaux*, VII, 3, 583 b.

[2] En fait, 40 jours au minimum (40 pour les garçons, 90 pour les filles).

[3] Du fait des positions de saint Augustin à partir de celles de son ami médecin Vindicianus, admirateur de Soranos, le droit canonique admettra que le fœtus masculin s'*anime* au 40ème jour et le fœtus féminin au 80ème. Cf. sur ce point l'étude de J-P. Pundel, « L'avortement à travers l'Antiquité et dans les livres d'Hippocrate », *Bulletin de la société médicale du Grand Duché de Luxembourg,* vol. 108. Empédocle, pythagoricien, estimait, selon Théon de Smyrne, que l'embryon humain est achevé en « 7 fois 7 jours » : cf. J. Biès, *Empédocle d'Agrigente*, Éditions Traditionnelles, Paris, 1977, p. 196. Pour des raisons analogues, Platon autorise la pratique de l'avortement quand le fœtus est « peu développé » (*Théétète*, 149 d), avant « l'apparition du sentiment de vie », dit Aristote (*Politique*, VII, 4). Sur différents points, des délais particuliers en fonction du sexe se trouvent aussi dans l'*Ancien Testament* (cf. *Lévitique*, 12, 1-5 : une femme qui a mis au monde un garçon ne peut aller au temple que quarante jours après la naissance, quatre vingt jours si c'est une fille).

aux interrogations créées par les techniques modernes. Ce que nous avons appelé le choix héroïque de la vie dans le *Serment* a fait son chemin, malgré tous les obstacles opposés par la société réelle, comme le montreront peu à peu, en Grèce et à Rome, les apports et les effets de la philosophie, plus théoriques dans la tradition platonicienne, plus pratiques avec les aristotéliciens.

Avec le stoïcisme, toutes les positions seront tour à tour débattues de nouveau. Un courant soutient que l'avortement est toujours blâmable, à quelque titre qu'il soit décidé. D'une part, la sexualité ne peut se fonder sur la seule recherche du plaisir. Sénèque condamnera les relations conjugales trop passionnées, estimant qu'elles devraient simplement contribuer au bien de l'État et de l'humanité par le biais de la procréation. D'autre part la perpétuation de l'espèce étant subordonnée à la reproduction, la procréation est en quelque sorte conforme à la loi naturelle. De ce fait, tout ce qui s'oppose au jeu normal de la nature, dont l'avortement, est à proscrire.

Un autre courant reconsidère, au contraire, l'interdiction de l'avortement, en application du principe aristotélicien désormais accepté de la date limite. On voit bien, là encore, que la règle découle des conceptions scientifiques ou philosophiques qui ont été adoptées. Sénèque, par exemple, estime que la vie humaine commence au moment de la naissance, au moment précis où a lieu le premier souffle[1]. La respiration marque, dans un système panthéiste, l'entrée du nouvel être dans le *pneuma* universel, la mort comme arrêt du souffle signifiant au contraire la cessation de cette participation. L'âme est certes présente dans le fœtus et elle y joue le rôle d'un organisateur. Elle est un feu artiste, à l'instar du principe divin du monde. Elle n'est pourtant qu'une force végétative et l'enfant à naître n'est encore qu'une plante, à laquelle sa racine, en l'espèce le cordon ombilical, apporte sa nourriture.

---

[1] Cf. Sénèque, *Consolation à Marcia*, 24, 4.

C'est lors de la naissance que, sous l'effet de l'air froid et de la tension qu'il provoque, l'âme devient elle-même[1]. Ainsi le fœtus a une *physis* mais il n'a pas de *psychè* : ontologiquement, il est une plante. L'avortement est en conséquence autorisé. En contradiction totale avec les pythagoriciens et plus permissive que l'aristotélisme, la théorie stoïcienne ramène l'avortement au rang d'affaire privée. Aussi bien, ce n'est plus le philosophe qui a le devoir de construire la cité, désormais, mais le théologien.

D'Origène et de Clément d'Alexandrie à saint Augustin, le christianisme va, dès les premiers siècles, redéfinir entièrement la problématique à partir de principes qui domineront pour très longtemps la représentation occidentale de la vie et de la mort. Premièrement, l'avortement ne détruit pas un corps mais une âme, puisque celle-ci est déjà présente dans l'embryon. Il n'est donc permis en aucun cas. Deuxièmement, l'être humain n'est pas un animal mais un être créé par Dieu « à son image », de sorte qu'interrompre le processus de la génération revient à s'en prendre non seulement à une vie terrestre mais à un futur salut éternel. La loi morale qui est construite sur la loi divine par les théologiens se présente à son tour comme une loi naturelle.

[1] L'âme n'est pas un principe immatériel mais un corps. Il est significatif aussi que la théorie stoïcienne de l'âme nous soit en bonne partie connue par ce que Galien en a dit.

III

ÉTHIQUE DE LA MORT

MORT VOLONTAIRE, SUICIDE ET EUTHANASIE

DE PRIME ABORD, une éthique de la mort ne semble pas concevable au même titre qu'une éthique de la vie, car vie et mort sont et en même temps ne sont pas des contraires. Ils sont opposés lorsqu'ils alternent et se succèdent autour d'un axe de symétrie comme dans *Phédon* – on sait que Platon s'appuie alors sur le couple formé par l'agréable et le pénible au début de sa démonstration de l'immortalité de l'âme. En tant qu'ils sont des contraires, « ils n'acceptent ni l'un ni l'autre de se côtoyer dans le même temps chez un homme ». Mais par ailleurs, même s'ils ne coexistent pas, en un certain sens, ils vont tout de même *ensemble* : « on n'a qu'à poursuivre l'un des deux et à l'attraper pour que forcément on attrape aussi l'autre, comme s'ils étaient tous les deux attachés »[1].

Mourir et vivre

De la même manière, l'éthique de la mort est tout à la fois une inversion et une confirmation de l'éthique de la vie. C'est en jouant sur les mots, en se servant d'eux, dans un premier temps, comme de contraires purement lexicaux que Platon fait citer par Socrate le célèbre vers d'Euripide « qui sait si vivre ce n'est pas mourir et si mourir ce n'est pas vivre »[2]. Ou en d'autres termes,

---

[1] Platon, *Phédon*, 60 b-c.

[2] Platon, *Gorgias*, 492 e-493 a. La mort libère l'âme du corps, lui permettant d'accéder à la connaissance. C'est en ce sens que philosopher est « apprendre à mourir ».Voir aussi *Phèdre*, 250 c, et *Phédon*, 82 e. Le double sens de *sêma*, tombeau et signe, fait que le corps est également le lieu de la manifestation de l'âme, selon la tradition dualiste orphique exposée dans *Cratyle*, 339 d-400 b.

est-ce qu'en vérité les vivants ne seraient pas morts, leur corps leur servant de tombeau ? *Soma-sêma* aussi est un jeu de mots. La mort n'est pas l'envers de la vie. « Nous jugeons que la mort est quelque chose », admet docilement Simmias dans *Phédon*, approuvant Socrate qui lui avait tendu un piège et qui aussitôt réplique que ce n'est rien du tout, au contraire, seulement la séparation de l'âme et du corps : « la mort, n'est-ce pas rien d'autre que ceci », à savoir « le corps à part, séparé de l'âme, et l'âme séparée du corps, isolée en elle-même ? »[1] Ce n'est pas ce *rien* qui peut nécessiter une éthique, mais plutôt la vie dont il est, au regard de la médecine en tant que *technè,* la négation et l'échec. Il existe une éthique de la mort, mais c'est en somme indirectement, parce que l'art peut, à tous les sens de ces mots, *sauver la vie*, en l'aidant à advenir, en la prolongeant, en la rendant *vivable* ou bien en la faisant sortir *saine et sauve*, pour un temps, de l'inévitable épreuve de la maladie, de l'âge et du dépérissement.

Pour cette raison sans doute, le mot *pharmakon* occupe une place éminente dans le *Serment d'Hippocrate* : les lettres qui le composent se trouvent juste au milieu des 1333 lettres formant le texte et on sait qu'il signifie tout aussi bien remède que poison, c'est-à-dire vie ou mort, non pas comme des contraires absolus mais comme des orientations opposées d'une même action[2]. Sous la double négation de l'article 4 – ne pas prescrire ni conseiller de produit mortel, ne pas délivrer de pessaire abortif – c'est la vie qui est constituée comme unique fin de la médecine. La principale différence entre l'éthique de la vie et l'éthique de la mort est que la vie s'offre comme un possible, comme un projet dans l'ordre de l'être, dont divers niveaux de réalisation sont envisageables, alors que la mort a un caractère inéluctable et qu'elle manifeste quotidiennement les insuccès de

---

[1] Platon, *Phédon*, 64 c. « La mort, n'est-ce pas rien d'autre que ceci », à savoir que « le corps est à part, séparé de l'âme, et l'âme est séparée du corps, isolée en elle-même ? »

[2] Le *phi* de *pharmakon* est la 667ème lettre du *Serment*. Le même double sens du mot est dans le latin *potio*.

la *technè* médicale dans un tragique rappel de ses limites et de son impuissance à rendre la vie désirable ou même, à certains moments, supportable. Plus encore que celle de la vie, l'éthique de la mort relève donc, en Grèce ancienne, de la philosophie, qui a très tôt bénéficié d'une sorte de délégation de la médecine à cet effet. Délégation qui lui a été constamment maintenue et dont l'origine remonte à la séparation des deux disciplines qui étaient d'abord presque confondues, quand la philosophie et la médecine ont fait entre elles le grand partage des « biens que l'homme peut se procurer », dit Platon, l'une gardant la sagesse, l'autre la santé[1].

On ne s'étonne donc pas que l'éthique grecque puis romaine de la mort doive beaucoup moins à l'essor de la médecine hippocratique qu'à ses racines les plus anciennes, c'est-à-dire à ce qui, depuis l'époque homérique, a tellement compté pour les Grecs, la pensée du divin. Même si Platon rappelle, par exemple à travers la théorie de la réminiscence, la parenté de l'humain avec le divin et s'il juge essentiel pour l'homme l'objectif de se rendre le plus possible semblable à un dieu, le clivage du divin et de l'humain n'en joue pas moins dans le platonisme, comme à des degrés divers chez les philosophes qui ont suivi et comme dans la vie et la religion grecques jusqu'aux périodes tardives, un rôle fondamental. L'éthique épicurienne par exemple, mais on sait qu'elle est loin d'être la seule, est construite sur l'idée de faire coïncider, jusqu'à un certain point, humanité et divinité. Tu n'es qu'un homme, dit Épicure en substance, donc limité et imparfait, mais tu peux faire en sorte de ressembler aux dieux si tu t'efforces de vivre en harmonie avec les choses[2].

Faire tout son possible pour ne pas ressembler à un *mortel* : pour les Grecs, la condition mortelle restera longtemps comme un obstacle absolu au bonheur, l'immortalité des dieux en étant

---

[1] Platon, *Ménon*, 77 b.

[2] Cette promesse est dans la dernière phrase de la *Lettre à Ménécée* d'Épicure, texte emblématique de l'épicurisme : « Tu vivras comme un dieu parmi les hommes car il ne ressemble en rien à un mortel, l'homme vivant parmi les biens immortels ».

au contraire la complète garantie. Car la seule félicité véritable est celle qui n'aura jamais de fin. La menace de ne plus être empêche d'être. La mort est un mal radical que la médecine bien évidemment ne peut ni éviter ni combattre et qu'à cette époque elle n'a guère le moyen de repousser ni de rendre un peu plus supportable en intervenant sur les conditions effectives du mourir. C'est donc surtout symboliquement que l'homme grec doit combattre la contrainte du temps et les douleurs morales et physiques de sa propre fin. Le meilleur exemple en est, dans l'*Iliade*, la « belle mort » (*kalos thanatos*), qui donne par des rites appropriés l'assurance que la gloire du héros sera connue des « hommes à venir »[1]. La gloire impérissable a pour fonction de trouver une parade à la mort, d'offrir comme le fera bien plus tard la sagesse stoïcienne une forme d'immortalité à un être mortel, de repousser plus loin le terme en différant un peu l'ultime oubli[2]. Entre les dieux et les hommes passe une espèce de frontière radicale, dont la trace restera perceptible dans toute la pensée antique.

Humanité et divinité, l'infranchissable ligne

Pourtant l'immortalité n'a pas toujours été l'attribut exclusif de la condition divine. À l'origine du monde, telle du moins que les poèmes d'Hésiode la rapportent, les hommes sont mêlés aux dieux, vivent avec eux, mangent avec eux dans des banquets, ils

---

[1] Cf. Homère, *Iliade*, XXII, 304-305, à propos d'Hector.

[2] En vérité, si le bonheur est un attribut de l'immortalité, l'homme antique n'y a jamais véritablement accès : l'homme ne « s'immortalise », dit Platon dans le *Théétète*, que « dans la mesure du possible » (*Théétète*, 176 b), c'est-à-dire très imparfaitement. De cette possibilité de devenir immortel, Aristote dira lui aussi dans la *Métaphysique* (1072 b) qu'elle est offerte « pour peu de temps ». Une autre formule employée par Aristote est que « la perfection de la vie ne dure qu'un instant pour nous ». Cet empêchement essentiel par la mort ne sera jamais perdu de vue. Au troisième siècle après J.-C., on le retrouvera chez Plotin : « le bonheur est dans la vie qui est bonne », mais cette vie, « il ne faut pas le mesurer par le temps mais par l'éternité », *Ennéades,* I, v, 7, 20-22. Avec le *salut* chrétien, le bonheur est repoussé dans l'au-delà, ce qui règle, d'une certaine façon, le problème de la temporalité.

sont, lit-on dans *Les travaux et les jours*[1], « à l'abri des peines, de la dure fatigue, des maladies douloureuses qui apportent le trépas ». Alors, le blé pousse tout seul, les muses chantent, la vie est idyllique, les corps restent jeunes et vigoureux. La mort n'existe pas et d'ailleurs il n'y a pas non plus de naissance à proprement parler, puisqu'il n'y a pas de femme et donc pas de reproduction sexuée. La première femme sera Pandore. Il n'y a d'abord comme *anthropoï* que des *andres,* des mâles. Mais la coexistence paisible entre les dieux et les hommes, qui marquait le règne de Kronos, ne durera malheureusement pas. Vainqueur de son combat contre Kronos, Zeus va mettre chacun à sa place. Il demande ce que font là les *anthropoï,* ces hommes qui vivent avec les dieux mais qui ne sont pas des dieux. Il veut qu'on précise leur statut, qu'entre les dieux et eux existe une frontière claire : chacun doit avoir son lot. Pandore joue alors un rôle majeur, de plusieurs manières. L'épisode le plus connu est celui où elle ouvre la fameuse boîte dont toutes sortes de maux vont sortir et s'abattre sur l'humanité.

Les hommes vont devoir se nourrir pour survivre, se reposer lorsqu'ils sont fatigués, se soigner lorsqu'ils sont malades, mais sans aucune garantie de guérison. Il faudra désormais accepter la menace de la mort puis la mort elle-même. En même temps, Pandore est la première femme, puisqu'il n'y avait jusque-là que des mâles. Elle est donnée aux hommes par tous les dieux, d'où son nom – *pan* est composé avec *doron*, le cadeau. Avec elle apparaît la reproduction sexuée, donc la naissance et du même coup la mort, dans une sorte d'éclatante unité originelle de la vie et de la mort[2].

Ici apparaît la façon dont a été tracée l'infranchissable ligne entre les *immortels* – les êtres connaissant une parfaite félicité *du seul fait de leur existence* – et les *mortels* rendus malheureux

---

[1] Hésiode, *Les Travaux et les jours*, 90-95.

[2] Sur le mythe de la différenciation des sexes et la présentation de la belle Pandore aux dieux et aux hommes encore rassemblés juste avant la grande séparation, cf. le texte de Jean-Pierre Vernant, *Pandora, la première femme,* Paris, Bayard, 2006.

par la menace du temps[1]. De surcroît, la condition mortelle n'est pas seulement une menace sur la durée de la vie. Elle ne borne pas uniquement l'horizon temporel de l'existence humaine. À travers ce bornage, elle amoindrit et disqualifie cette existence elle-même. Elle symbolise ce qui dans l'être est associé à sa privation, ce qui dans la vie est déjà la mort. Elle rappelle aux hommes, même au meilleur de leur vie, que la seule vraie vie est celle, impérissable et pérenne, que justement ils n'ont pas[2]. La séparation radicale des immortels et des mortels telle que la représentaient les récits d'Hésiode a été le point de départ d'une évolution majeure dans l'histoire de la pensée antique. L'œuvre homérique porte la trace de ce long processus de construction. L'*Odyssée*, annonce prophétique du bonheur humain, résonne en effet comme une réplique à la privation infligée aux hommes par Zeus le jour où il décréta le statut de *mortel.* Le plus bel exemple en est sans doute l'épisode de la captivité d'Ulysse à l'île d'Ogygie, chez Calypso. Il commence aux premiers vers de l'*Odyssée* mais réapparaîtra tout au long du récit.

La mort grecque d'Homère à Platon

Ulysse et Calypso représentent la confrontation du mortel et de l'immortel[3]. Dans un cadre sublime, Calypso chante d'une voix magnifique, comme le font les Sirènes, pour ensorceler Ulysse et lui faire oublier Ithaque. Elle lui fait valoir que s'il demeure auprès d'elle, il s'épargnera les rudes épreuves du retour, les incertitudes de la navigation et les souffrances qui l'attendent au

---

[1] Bergson dit en ce sens qu'« il n'y a pas de bonheur sans sécurité » et « sans perspective de durée », *Les deux sources de la morale et de la religion*, p. 324.

[2] Il faudra très longtemps pour que la durée ne soit plus déterminante dans l'évaluation de la félicité, pour que s'impose l'idée que « pendant une plus longue durée, le bonheur n'est pas plus grand », selon la formule de Plutarque, et pour que paraisse enfin légitime un bonheur de l'instant. Cf. Plutarque, *Les contradictions des stoïciens*, 1046 c et suivantes.

[3] Homère, *Odyssée,* I, 11-15. « Calypso la toute divine rêvait de l'avoir pour époux » et, forte de son pouvoir, elle le retenait, lui qui « toujours désirait son retour et sa femme ».

cours de son entreprise, même si elle devait finalement réussir. Mais on sait que Calypso va faire bien plus encore : elle promet à Ulysse, s'il renonce à la quitter, de le rendre immortel, de lui épargner à jamais le vieillissement et la mort. Elle lui garantit donc un bonheur *divin*. Et pourtant Ulysse va refuser. Il ne veut pas de l'immortalité dans ces conditions. D'une certaine façon, il annonce ainsi la naissance du sujet individuel, puisqu'il juge une mort glorieuse – qui pourra faire sa légende – préférable à une félicité totale mais à jamais anonyme. Il ne se fera pas un nom comme dieu et il ne veut pas sombrer dans l'obscurité de l'oubli, ce qui arriverait s'il renonçait à être à la face du monde celui qui défie les épreuves et s'inscrit par ses hauts faits dans la mémoire des hommes. Tout à coup, Ulysse ressent comme une nostalgie de cette vie d'humain qu'il n'a pas encore perdue. Il pleure à l'avance sur la perte de sa condition, pourtant fragile et éphémère, au point qu'il cesse d'être sensible, chaque soir, aux charmes de la nymphe.

C'est la première fois en Occident qu'intervient un tel refus héroïque de l'immortalité. C'est la première fois que se trouve aussi nettement préférée ou tout au moins assumée la condition mortelle. C'est surtout la première fois que s'exerce une pareille liberté de choix entre la vie et la mort, préfiguration du débat antique sur les deux questions à haute teneur existentielle que sont l'euthanasie et le suicide, deux manières aussi de préférer la mort au nom même de la vie et d'une éthique humaine de l'autonomie.

La pensée antique de la mort se construit alors autour de ce sentiment populaire de déploration de la condition mortelle et à partir de la crainte du trépas dont la poésie homérique s'est fait l'écho. Naturellement, les attitudes grecques envers la mort sont un système très complexe, qui s'appuie sur les plus anciennes représentations tant de la religion homérique que des courants orphiques. La mort homérique a quelque chose de terrifiant. Elle est impossible à apprivoiser, elle renvoie au non-sens, à l'indicible, au chaos. Elle est l'un des deux aspects de la mort grecque, le versant qui est opposé à l'idéal héroïque, celui qui permet de le repousser[1]. Dans cette terrible mort chtonienne, les trépassés sont des fantômes exsangues qui interminablement se promènent dans les enfers. On sait que l'invisible royaume des morts dont Hadès est le maître est un effrayant souterrain qui abrite les pires créatures, comme Cerbère, le chien à trois têtes qui en garde l'entrée. La mort est pour les Grecs ce passage du monde des vivants au redoutable et invisible territoire où sont « ceux qui ont fini », *oi thanontes*[2].

S'il y a bien dans les textes homériques un système dualiste *psychè-sôma*, l'âme n'est pas de façon assurée une parcelle du divin, elle est encore une sorte d'intermédiaire entre souffle et esprit. Au contraire, l'orphisme, qui est une des grandes sources du pythagorisme, concevra deux siècles après une mort un peu moins inquiétante. Seul le corps est mortel et l'âme, immortelle, rejoint le *cosmos* d'où elle venait à la naissance[3]. L'individu a dès lors accès à une immortalité personnelle. Le corps, confirme Pythagore, est le très provisoire tombeau d'une âme d'essence divine. Ainsi, *Thanatos*, frère jumeau d'*Hypnos*, n'est pas un monstre dévorant. La mort grecque s'humanise donc peu à peu, comme en témoignent les poètes. Sappho et Anacréon, par exemple, représentent encore la mort homérique, terrifiante. En revanche, Pindare, à l'âge classique, apparaît déjà comme un pythagoricien. La conscience aigüe de la condition mortelle de l'homme est aussi au centre de la tragédie grecque et l'un après l'autre Eschyle, Sophocle et Euripide s'inscriront dans ce même mouvement, dont les axes majeurs sont encore présents, même s'ils sont désormais transfigurés par le *logos,* dans la philosophie de Platon[4].

Platon, en effet, hérite manifestement de cette mort grecque archaïque encore présente à son époque dans les rites funéraires,

---

[1] Cf. par exemple Jean-Pierre Vernant, « Mort grecque, mort à deux faces », dans *L'individu, la mort, l'amour*, Paris, Gallimard, 1989, pp. 81-89.

[2] Le verbe *thanesco* sert à certains temps du passé à désigner les morts, tout comme en français le mot *mort* est un participe passé.

[3] Cf. l'allusion à cette croyance dans Platon, *Phédon*, 70 c.

[4] Sur la pensée du deuil et de la mort chez Platon, cf. H. Joly, *Le renversement platonicien logos, épistémè, polis*, Vrin, Paris, 1994, notamment pp. 56-63.

mais il la rationalise et il la purifie : *thanatos* se ramène alors à *apallagè*, la séparation – de l'âme d'avec le corps, dans la ligne du pythagorisme. On peut dire que par le travail de redéfinition qu'il conduit, Platon institue une notion nouvelle de la mort, de même qu'en proposant, à partir d'une analyse philosophique, des règles de sobriété en matière de rituel[1], il fait en quelque sorte naître conceptuellement le cadavre. On pense notamment au passage du *Phédon* où sont confrontés, et on pourrait presque dire où s'affrontent, Socrate vivant, encore présent, qui parle, qui « met en ordre chacun de ses propos », comme le souligne magnifiquement le texte, et ce qui – ou ce que, car on ne sait comment dire – Socrate va être dans un moment, quand il aura bu le poison. Criton se trompe, dit en substance Socrate, et il se trompe doublement, parce qu'il ignore ce que c'est que mourir. D'abord, il « croit que moi, c'est cet autre Socrate qu'un peu plus tard il verra mort ». Et ensuite, quand je serai « parti », il commettra l'erreur inverse, il pensera que « ce que j'endure est effroyable », il croira que « c'est Socrate qu'il expose, Socrate qu'il transporte, Socrate qu'il enterre »[2].

Que philosopher, c'est « délier l'âme »

L'idée d'une *absence* des morts et la conception de la mort comme un *départ* contredisent à l'époque de façon brutale une tradition très ancienne, qui voulait que les morts continuent de vivre d'une autre manière et que des rites soient accomplis à leur intention afin de les apaiser, de se purifier de leur trépas et de se concilier leurs bonnes grâces. Le progrès du *logos* va être

[1] Voir par exemple dans *Lois*, XII, 958 c-960 b, les règles édictées en matière de pompes funèbres, limitant les excès en vertu du principe selon lequel, même vivant, « le corps est un semblant » (959 b). Au moment des obsèques, le défunt a « complètement accompli son destin » : faire preuve de « mesure » notamment en matière de dépenses, c'est se souvenir que « c'est une masse de chair que l'on met au tombeau » (959 c-d). Platon a probablement emprunté à des législateurs anciens, comme Solon, l'idée même de légiférer sur des sujets qui relèvent habituellement de la croyance et de l'usage.

[2] *Phédon*, 115 d-e.

de substituer aux rites une certaine idée du sens de la mort et une théorie de l'âme, dont on sait la place qu'elle tiendra dans la pratique philosophique. Les formules du *Phédon*, à cet égard, sont révélatrices : « ce qu'on appelle mort, c'est entre âme et corps le fait d'être délié et mis à part » et « ceux qui mettent le plus de zèle à délier l'âme, ce sont les philosophes ». Le fait de « réaliser ce déliement et cette mise à part [...] est l'exercice même de la philosophie »[1].

Ce qui institue la philosophie donne donc en même temps à la mort une signification neuve, qui est liée à une théorie de la connaissance originale où le corps est un obstacle à la pensée. Les conséquences sur l'éthique seront considérables, nous le verrons, indépendamment de la question de l'immortalité de l'âme proprement dite, sujet sur lequel le *Phédon* et plusieurs autres textes tenteront d'apporter les preuves nécessaires[2]. Les cycles de réincarnation que l'âme parcourt après la mort sont la seule trace notable de croyances archaïques, venues principalement du pythagorisme ou à travers lui. La philosophie intervient comme moyen de purification avant le départ de cette odyssée.

Mélétè thanatou devient ainsi la devise philosophique par excellence. « Se préparer à la mort » veut dire s'habituer ou s'exercer à penser, ce qui suppose en effet, au sens où l'entend Platon, une forme de séparation de l'âme par rapport au corps. Avec les différentes acceptions possibles de *mélétè*, qui renvoie aussi bien au souci, à l'apprentissage, à l'habitude, à l'exercice, ou à la pratique, le précepte prend un sens si vaste qu'il pourrait s'appliquer à toute la pensée antique. Cicéron, Marc-Aurèle,

---

[1] *Phédon*, 67 c-d.

[2] Voir dans le *Phédon*, à partir de 69 e, la problématique de la survivance de l'âme, de 70 c à 78 b les arguments dits des contraires et de la réminiscence et surtout dans 106 b-d ce que Joseph Moreau a appelé l'argument ontologique (cf. *Revue Philosophique*, 1947, §§ 307-310). Une preuve se trouve également au livre X de la *République*, 608 c – 611 a, dans un passage qui se termine ainsi : « puisqu'il n'y a pas un seul mal qui puisse détruire l'âme, [...] il est clair que forcément c'est quelque chose qui existe toujours, quelque chose d'immortel ».

Sénèque et bien d'autres encore pourraient le brandir au titre de différentes doctrines, parfois très éloignées du platonisme[1].

Aristote et la désespérance du *point final*

Les vues d'Aristote sur la mort sont tout à fait différentes, en ce qu'elles reposent sur l'idée de « l'âme informante » : l'union de l'âme et du corps est conçue comme un cas particulier de la substance, où « la matière est puissance et la forme est acte »[2]. L'âme ne préexiste pas au corps, elle ne lui survit pas, elle en est contemporaine et elle en constitue le principe immanent d'animation. Lorsqu'elle le quitte, « le corps se dissipe et se putréfie »[3], mais elle-même n'existe plus non plus, l'unité de l'âme et du corps étant substantielle et insécable.

En cela, Aristote se distingue radicalement de Platon. Il ne fait place à aucune forme de réincarnation, celle-ci supposant que l'âme et le corps puissent exister l'un sans l'autre. Seul est mentionné comme pouvant être séparé et donc « éternel et immortel » ce qu'il appelle l'« intellect agent »[4], la seule chose de nous, en quelque sorte, qui pourrait ne pas dépérir. La survie personnelle n'est cependant pas l'hypothèse qui se dégage de l'ensemble des textes aristotéliciens et l'*Éthique à Nicomaque* affirme de manière particulièrement nette, à propos du courage et des « choses de première importance » qu'on doit affronter lorsqu'on est courageux, que le danger « le plus redoutable de

---

[1] Cf. l'analyse de Roger-Pol Droit « L'exercice philosophique, l'apprentissage de la mort de Socrate à Schopenhauer », in *La mort et l'immortalité*, sous la direction de Ph. Lenoir et J.-B. de Tonnac, Paris, Bayard, 2004, pp. 86-92.

[2] Aristote, *De l'âme*, 412 a.

[3] *Id.*, 411 b.

[4] *Id.*, 430 a, 20-24. Sur les controverses infinies entraînées par ce passage, cf. les commentaires de J. Tricot, édition Vrin, Paris, 1990, p. 183, note 1. Voir aussi la note 3, p. 184. L'« intellect agent » est la partie de l'âme qui permet la connaissance contemplative et qui retournerait en quelque sorte à Dieu comme le rayon au soleil, au moment de la mort.

tous est la mort, car elle est un *point final* ; pour celui qui est mort, rien ne peut plus lui arriver ni de bon ni de mauvais »[1].

Contrairement à Platon, Aristote ne laisse à l'homme mortel aucune forme d'espérance. Le caractère lointain de l'échéance est l'unique facteur qui, en raison de notre insouciance, atténue quelque peu notre peur de la mort : « tout le monde sait qu'il faudra mourir, mais comme ce n'est pas immédiat, on n'y songe pas »[2].

Quand la mort n'est rien : *dispersion* et *dissipation*

S'en prendre à la peur de la mort sera, en revanche, au centre du projet des épicuriens et des stoïciens. Là encore, la conception du monde détermine d'avance les grandes options morales, qui elles-mêmes infléchissent les règles de l'éthique médicale. Le courant épicurien est fondé sur une philosophie matérialiste, issue de l'atomisme de Leucippe et Démocrite. Il pose donc la mort comme une dissolution complète. L'âme et le corps ne font qu'un dans l'hylozoïsme, que les épicuriens partagent avec les stoïciens et avec divers penseurs présocratiques. La thèse commune est que la matière est douée de vie par elle-même, sans qu'intervienne un autre principe, tel qu'une âme. Épicure voit dans la mort la disparition d'un ensemble d'atomes qui relève de la seule physique, une sorte de dispersion de l'âme et du corps dans l'infini du vide, correspondant à la fin de toute sensation personnelle. Les dieux ne sont pas d'une autre nature et ne s'occupent pas des hommes. Ils ne doivent pas être craints – et pas davantage la mort, puisqu'elle est absence de sensation. Pour le reste, il y a la philosophie, « vaine si elle ne guérit pas la souffrance des hommes », selon la formule de Diogène Laërce. La philosophie épicurienne nous enseigne l'extériorité absolue de la mort, qui ne concerne au fond ni les vivants ni les morts.

Les stoïciens ont longuement traité de la mort, mais aussi de la médecine, de la santé, de tous les tourments des hommes, la

[1] Aristote, *Éthique à Nicomaque*, III, 9, 1115 a.
[2] Aristote, *Rhétorique*, II, ch. V, 1382 a.

mort, la crainte, les désirs, les épreuves, les douleurs et les fatigues. Par exemple, Sénèque analyse dans le détail tous ces maux et insiste sur l'importance de bien concevoir la vie et la mort : « revenir d'où l'on vient, qu'y a-t-il là de si grave ? » Accepter la mort est la condition du bien vivre : « il vivra mal, celui qui ne saura pas mourir. C'est pourquoi il faut d'abord enlever son prix à la vie et compter l'existence parmi les choses sans valeur »[1]. On peut par la mort « atteindre l'immortalité », à condition du moins de l'aborder de la bonne façon. Et de même, la vie peut être longue « si on sait en user »[2]. Mourir, c'est de toute manière perdre quelque chose que l'on ne possédait pas. « Le corps est l'exemple même de ce qui ne dépend pas de nous », dit Épictète. La mort n'a rien d'effrayant parce qu'elle est naturelle : « qu'elle puisse effrayer, voilà justement qui est effrayant »[3]. Et ce qui effraie, il faut essayer de « l'avoir devant les yeux chaque jour »[4].

Toute la pensée stoïcienne veut démontrer que la mort n'est ni bonne ni mauvaise, mais « simple effet de la nature »[5]. Elle est selon Marc-Aurèle « une dissipation s'il s'agit des atomes, une extinction ou bien un déplacement s'il existe un principe d'union ». Quant à la souffrance qui est causée par la maladie, « insupportable elle fait mourir, si elle dure elle est supportable. En s'isolant, la pensée peut garder son calme »[6]. Sous l'Empire la médecine a fait des progrès. Tout en accordant sa confiance aux dogmes stoïciens « afin de connaître les choses divines et humaines », ce qui confère assez de sagesse pour supporter la maladie, Marc-Aurèle rappelle que « les médecins ont toujours à leur disposition des instruments et des fers pour donner des soins dans les cas urgents »[7]. Cette mise en relation de l'attitude

---

[1] Sénèque, *De la tranquillité de la vie*, XI, 4.
[2] Sénèque, *De la brièveté de la vie*, II, 1.
[3] Épictète, *Manuel*, V.
[4] *Id.*, XXI.
[5] Marc-Aurèle, *Pensées*, II, 11.
[6] *Id.*, VII, 32 et 33.
[7] *Id.*, III, 13.

du sage et des ressources de la médecine est assez rare dans la littérature stoïcienne et elle mérite d'être notée.

En fait, l'ensemble ainsi constitué représente la totalité de ce dont disposent dans l'Antiquité le malade et le médecin lorsque le rétablissement de la santé devient improbable. Il ne semble pas qu'il y ait de règle déterminante dans les choix qui sont faits. Chacun décide des siens en fonction de ses convictions, à partir des positions philosophiques dont il a connaissance, de la manière dont il évalue de droit de vivre et le droit de mourir, de la place qu'il accorde aux prescriptions et aux interdictions du *Serment* s'il est le médecin, de son attitude face au mal, de son courage et de sa volonté de vivre s'il est le patient.

L'espace variable de l'éthique

Même si elle recouvre globalement le même champ d'interrogations qu'aujourd'hui, l'éthique médicale antique diffère sur un certain nombre de points de l'éthique moderne. Comme nous l'avons déjà indiqué, elle s'exerce dans un système thérapeutique dont les développements techniques sont fort limités. Que l'on pense par exemple au fait que le domaine de la réanimation n'est même pas concevable, même si le lexique correspondant existe déjà[1].

Ce simple fait explique que bon nombre de questions jugées essentielles qui sont posées à ou par la déontologie moderne sont absentes du débat antique. Elles ne correspondent en effet, et pour cause, à aucune pratique effective. De la même manière, les conceptions de la mort antique n'incluent aucun des critères modernes. L'idée de mort cérébrale et la notion de *coma*, en dehors de son sens de sommeil profond, sont inconnues. Seule existe déjà, sous l'influence de la conception aristotélicienne de

---

[1] Cf. sur ce point l'article de Michael Nuroc dans le *Dictionnaire de la pensée médicale*, *op. cit.*, p. 961 et suivantes. *Réanimer* et *ressusciter* ont une origine antique, mais le modèle proprement dit de la réanimation, établi à partir de la notion de *mort subite* au 18ème siècle, ne s'imposera en tant que spécialité de la médecine qu'au 20ème siècle.

l'âme, la notion encore vague au plan médical d'état végétatif[1]. De même, la plupart des interrogations éthiques du 21ème siècle, liées à la chirurgie de pointe, à la greffe, au don d'organes, aux thérapies géniques, à l'imagerie médicale et aux techniques de prolongation de la vie ne sont même pas imaginables. Une autre différence majeure est l'inexistence d'un vrai cadre législatif de l'action médicale, comparable par exemple aux dispositions de notre code civil[2].

On n'en est que plus frappé de voir, malgré tout, ce qui est l'essence de l'éthique médicale rassemblé dans deux questions majeures relatives à la mort humaine, le suicide et l'euthanasie, qui occupent toute la pensée antique et qui forment ensemble, pour l'homme grec ou romain, l'espace de liberté où se décident le refus et l'acceptation de la vie, où se concrétisent les options philosophiques parmi lesquelles chacun exerce sa faculté de choix : l'attitude « héroïque » héritée du monde archaïque, le désir empressé de contemplation des idées dans une perspective platonicienne, le courage devant l'épreuve de la fin que recommande Aristote, la conscience épicurienne du caractère illusoire de la peur de la mort, la miséricorde et la compassion de la part de celui qui aide son semblable à bien mourir.

L'éthique et le prix de la vie

Sans aucun doute une certaine éthique occidentale du suicide est née de la pensée grecque de la valeur de la vie, entendue comme valeur d'existence, comme *bios* et non pas simplement comme *zôè*. C'est la Grèce qui a inventé, effectué et imposé le déplacement de la vie « naturelle », vers cette autre chose qu'on nomme *existence*[3]. La vie mérite toujours d'être protégée, dit la

---

[1] Cf. Aristote, *De l'âme*, II, 434 a.

[2] Cf., à titre d'exemple, l'article 16. 3 concernant l'intervention sur le corps humain.

[3] Sur cet aspect de la pensée grecque, cf. Pierre Jacerme, *Introduction à la philosophie occidentale*, Paris, Pocket Agora, 2008, particulièrement p. 33 et suivantes.

morale du *Serment*, et c'est déjà, nous l'avons vu, une conquête héroïque. Mais la vie est aussi, lorsqu'elle est promue existence, une chose dont la valeur est inégale et peut fluctuer. Elle peut être aimée ou non, sembler digne d'être vécue ou non et par conséquent on peut choisir, dans le monde assez permissif de la Grèce ancienne, de la conserver ou de la quitter. Cette notion d'un prix de la vie, bien différente de celle de sa dignité, est commune aux problématiques du suicide et de l'euthanasie. Et c'est à elle que se réfère Socrate dans le *Phédon*, lorsqu'il explique à Cébès que c'est la même chose de se donner la mort en se « se rendant à soi-même ce service » ou de s'en remettre à « un bienfaiteur étranger »[1]. Socrate a remarqué cette anomalie : le même geste qui est acceptable dans l'euthanasie passe pour condamnable et impie dans le suicide.

Le suicide semble être une faute en toutes circonstances, en tant qu'il contrevient aux thèses orphiques ou pythagoriciennes sur le caractère sacré de la vie[2]. Il a été mentionné, juste avant l'échange entre Socrate et Cébès, que l'interdiction de se tuer a été exposée par Philolaos, pythagoricien lui-même, qui était de passage[3]. « Ce sont les dieux qui veillent sur nous et [...] nous, les hommes, nous sommes une part de ce qui leur appartient », ajoutera Socrate, à propos de la justification qui lui semble alors acceptable de cette interdiction. Aucun homme sensé ne peut penser « qu'une fois libre on se garde mieux soi-même »[4]. La position de Socrate n'est pas entièrement opposée à celle des pythagoriciens et elle apparaît même, ici, relativement modérée. Il est difficile néanmoins de ne pas la mettre en rapport avec la

---

[1] Platon, *Phédon*, 62 a-b. « Que Zeus s'y retrouve ! », répond Cébès.

[2] Cf. *supra*, ch. II, p. 36 et suivantes. À noter qu'à Athènes, en ce temps-là, on enterrait les suicidés à l'écart des autres morts, ce qui traduit pour le moins une condamnation assez générale du suicide. Platon prévoit dans les *Lois*, IX, 873 d, des sépultures en lieu isolé pour les suicidés, qui seront enterrés comme des « morts obscurs », donc « sans stèles ni inscriptions ». Il y a comme un aspect moralement polluant du suicide survenant hors des critères acceptés.

[3] *Phédon*, 61 e.

[4] *Phédon*, 62 d. Cf. également 63 a : « pourquoi des hommes vraiment sages fuiraient-ils des maîtres meilleurs qu'eux-mêmes ? »

situation qui est celle du dialogue. Socrate va boire la ciguë et ses amis tout à la fois redoutent ce moment et désapprouvent, à divers degrés, sa décision de se soumettre à la sentence. Il s'agit d'un cas bien particulier, d'une exception à la règle. Socrate en fait la remarque : « il n'y a sans doute rien d'irrationnel à cette obligation de ne pas se donner la mort avant qu'un dieu ne nous ait envoyé quelque signe qui nous y contraigne, comme celui qui se présente à moi aujourd'hui »[1].

L'éthique et le prix de la mort

Sans doute est-ce la position la moins favorable au suicide qu'ait pu prendre Platon, à travers Socrate pourtant – et on sait que celui-ci avait de la mort, et implicitement du choix de la mort dans le suicide, une opinion positive. Dans l'*Apologie*, la mort est définie de deux manières, soit comme la perte de la conscience, soit comme un voyage vers un *ailleurs*. Socrate ne trouve à l'une comme à l'autre hypothèse que des avantages : dans le premier cas, le « merveilleux profit » d'un sommeil sans trouble, dans le second une rencontre avec des justes, des héros, des divinités, « en compagnie d'Orphée, de Musée, d'Hésiode et d'Homère »[2]. Il s'agit donc d'une mort qui n'est en aucun cas objet de crainte, d'une mort à la manière, déjà, des épicuriens ou des stoïciens.

En réalité, au fil des dialogues, le point de vue platonicien s'éloignera graduellement de l'interdit orphique. La thèse de la vie comme pénitence à laquelle on ne peut sans permission se soustraire fait place aux conséquences éthiques de la théorie de l'âme et de la contemplation de l'intelligible. Si la philosophie est une préparation à la mort au sens où nous l'avons dit[3], la mort elle-même est une belle occasion d'accéder au savoir et à la contemplation de l'intelligible. Les contraintes religieuses qui pesaient sur la mort volontaire seront absentes de la *République*,

---

[1] *Phédon*, 62 c.
[2] Platon, *Apologie de Socrate*, 40 c - 41 c.
[3] Cf. ci-dessus, p. 64.

où le suicide sera jugé acceptable et même recommandé dans un certain nombre de cas.

Un procès de la médecine, qui soignerait en quelque sorte au-delà de ses limites, est nettement perceptible[1]. Le suicide est clairement prôné pour les malades qui sont atteints d'affections chroniques par trop invalidantes. En cas de mal incurable ou d'infirmité irréversible, il ne faut pas « tirer en longueur le jour de se donner la mort »[2]. Ce n'est pas seulement une question de confort vital. Il y va aussi de l'intérêt de la cité, chaque fois du moins que le malade est un travailleur. Si on suppose que « c'est un charpentier qui est malade », un traitement visant à le « débarrasser de son mal » sera justifié s'il a une chance de lui rendre la santé et de le faire bientôt retourner à son « existence habituelle » afin « d'accomplir la tâche qui est la sienne ». Si en revanche il n'en est pas ainsi, c'est-à-dire « si son corps n'a pas une résistance suffisante, alors c'est la mort qui le débarrasse des tracas »[3]. C'est donc à l'utilité du malade et de l'État, et non pas à des considérations religieuses, que la question du suicide est désormais rapportée. Le même raisonnement est appliqué, sous le même rapport, à l'euthanasie, et notamment à une forme élargie d'euthanasie passive.

La responsabilité de la médecine est engagée, aux yeux de Platon, si elle va au-delà des limites qui lui ont été assignées à sa naissance. Asclépios a révélé la médecine pour soigner par des moyens éprouvés, tels que « drogues ou résections », des malades « en bon état corporel mais affectés d'un mal local »[4] et non pas pour traiter « les corps dont l'intérieur est gâté par la maladie » avec « un régime d'épuisements et d'arrosages de

[1] Platon, *République*, III, 405 c - 406 a. Même les dénominations de maladies ou de symptômes sont moquées, par exemple « catarrhe » et « flatulence » pour dire qu'on a « le nez qui coule » ou des « bulles qui remontent ». Un abus de la médecine est souligné, par rapport à l'âge d'or d'Asclépios. Le coupable emblématique est Hérodicos, dont nous avons déjà parlé.
[2] *Id.*, 406 b.
[3] *Id.*, 406 c-e. Sur le traitement énergique et adapté que se doit de prescrire le médecin, voir 406 d, début.
[4] *Id.*, 407 c-d.

détail » tout juste bon à leur assurer « une longue et misérable existence » au détriment de l'intérêt individuel et collectif. Plus généralement, « un homme incapable de vivre la durée normale, il ne faut pas le soigner, car cet homme-là n'est de nul avantage ni pour lui-même ni pour la cité »[1].

Dans les *Lois*, le suicide sera autorisé sur « arrêt de justice émanant de la cité », ou pour mettre fin à des « souffrances aigües [provenant] d'un mal accidentel à l'assaut duquel on n'a pu échapper » ou encore en raison d'une « ignominie sans issue ou invivable ». Il est condamné dans tout autre cas, en tant que geste de mort que l'on accomplit à la fois contre soi-même et en usurpant le rôle du destin. Et c'est bien « une lâcheté indigne d'un homme » que de s'imposer à soi-même « un arrêt sans justice »[2]. La mort apparaît ainsi dans un certain nombre de cas comme une issue permise, parfois honorable ou même raisonnable. Il y a un prix de la mort comme il y a un prix de la vie. Se dessine alors une forme de bon suicide, celui où son auteur prend la responsabilité de quitter une vie qui l'ennuie, qui le rend malheureux ou qui lui apporte une dure souffrance. Refusé dans *Phédon*, conseillé dans la *République* pour des situations très précises, le suicide est finalement excusé dans les *Lois* sous réserve, du moins, de correspondre à une infortune gravissime, qu'il revient après tout à chacun de définir.

C'en est fini, en tout cas, du respect absolu et inconditionnel de la vie humaine tel que l'a proclamé dans sa pureté l'idéal hippocratique. L'existence d'une âme qui survit au corps, d'une perspective après la mort n'est pas sans lien, de toute évidence, avec cet assouplissement. Espérer une survie personnelle, une vie au-delà de la mort, modifie radicalement le prix que l'on consent à payer pour conserver la vie. La théorie aristotélicienne de l'âme comme forme du corps, et disparaissant donc avec

---

[1] *Id.*, 407 d - 408 c. La préoccupation eugénique n'est pas loin : offrir à cet homme « la possibilité de procréer » serait lui donner l'occasion de produire une « descendance vraisemblablement toute pareille ».

[2] Platon, *Lois*, IX, 873 c-d.

lui[1], conduit logiquement à l'interdiction complète du suicide, devenu un saut dans le néant.

Devoir de vivre et suicide au nom de la raison

Pour cette raison sans doute, Aristote n'a pas accordé au suicide et à l'euthanasie la même place que Platon, mais deux passages importants de l'*Éthique à Nicomaque* sont consacrés à ce débat. La thèse soutenue est qu'il n'est pas moralement permis à un homme malade, même incurable, ni à un handicapé, de quitter la vie de façon volontaire. La question est étudiée à propos des injustices que l'on commet à l'égard de soi-même [2]. Celui qui recourt au suicide mérite d'être blâmé pour avoir agi contre la vie, c'est-à-dire contre la nature, et pour avoir oublié ses devoirs de citoyen. On retrouve ici l'argument platonicien retourné : choisir de rester en vie, c'est être plus longtemps utile à la cité.

En même temps, le problème est abordé d'un point de vue essentiellement moral. Aristote analyse avec beaucoup de soin les conditions de l'acte courageux[3] et il ne méconnaît pas la crainte qu'inspirent fort légitimement la maladie et la mort. Il estime cependant qu'un citoyen ne sera pas excusable s'il se donne la mort, parce que « mourir pour échapper à la pauvreté, ou à des chagrins d'amour ou à quelque autre souffrance, c'est le fait non d'un être courageux mais d'un lâche ». Il choisit la mort « non pas parce qu'il est noble d'agir ainsi, mais pour échapper à un mal »[4], autrement dit par couardise.

La question qui se pose à propos de cette condamnation, à laquelle il n'est prévu apparemment aucune exception, est de savoir si elle traduit ou non une forme de respect absolu de la vie humaine. Compte tenu de l'approbation qu'Aristote donne ailleurs à l'infanticide de nouveau-nés faibles ou handicapés, cette hypothèse n'est pas la plus probable. On peut au contraire

---

[1] Cf. ci-dessus, pp. 65-66.
[2] Cf. Aristote, *Éthique à Nicomaque*, V, 10.
[3] *Id.*, III, 9, 1115 a.
[4] *Id.*, III, 9, 1116 a.

penser que le caractère en quelque façon absolu de la mort, en l'absence de toute possibilité de survie de l'âme, joue un rôle de dissuasion devant le projet de quitter librement l'existence.

On pourrait penser que les Stoïciens interdisent eux aussi la mort volontaire, mais pour des raisons différentes. La vie et la mort sont de ces choses qui « ne dépendent pas de nous » et qui sont, selon la terminologie stoïcienne, *indifférentes*. Néanmoins, la mort volontaire se justifie et elle peut être jugée conforme à la raison dans le cas d'une extrême souffrance, d'une maladie invalidante, quand la vie a perdu de son sens ou que l'on n'est plus en mesure d'accomplir ses devoirs ou de vivre en honnête homme. Il existe aussi, dans l'ancien stoïcisme, une logique qui semble inversée : une *bonne mort* peut être celle d'un homme qui décrète librement de quitter la vie. « Il peut convenir à des gens heureux de quitter la vie et inversement à des malheureux d'y rester » disait Chrysippe en ce sens [1]. Il s'agit d'un suicide appelé *suicide philosophique,* réservé au sage, qui y voit comme une devoir envers lui-même. Ce suicide « heureux » a un sens précis : il est le signe du règne de la raison.

Le stoïcisme tardif ne renie pas cet héritage mais il s'adresse davantage au commun des mortels. Sénèque voit dans le suicide une conduite rationnelle s'il est un acte réfléchi et non pas une sorte d'impulsion. Par respect pour la vie, il ne le conçoit qu'en réponse à une maladie incurable ou bien à une situation difficile à supporter. De même, pour Cicéron, Épictète, Marc-Aurèle, les justifications de la mort volontaire sont la perte de la liberté, l'asservissement à ses propres vices, l'extrême pauvreté, la maladie, l'invalidité due à la vieillesse. Cicéron pose avec soin la distinction entre l'homme « chez qui l'emporte le nombre de choses conformes à la nature, qui doit demeurer en vie, et celui chez qui l'emportent le nombre de choses contraires, qui doit

[1] Plutarque, *Des notions communes contre les stoïciens*, Les Belles Lettres, Paris, 2002, XVIII. Cf. également XI : « Quand un homme est en possession de tous les biens, quand il ne manque rien de ce qui est nécessaire au bonheur et à la félicité, il est convenable pour cet homme de quitter sa vie ».

quitter la vie »[1]. Il rend compte fidèlement, à cette occasion, de la pensée épicurienne sur ce sujet : « nous sommes maîtres des douleurs, maîtres de les supporter si elles sont intolérables, et dans le cas contraire, maîtres de quitter avec une âme égale, comme le théâtre, la vie qui ne nous plaît pas ». Par son acceptation du suicide et de l'euthanasie, le stoïcisme s'est affirmé comme une doctrine de la liberté, sorte de synthèse finale vers laquelle convergent les grands courants de l'éthique grecque et ensuite romaine de l'autonomie.

Mort volontaire : bien mourir pour ne pas vivre mal

On sait combien le suicide a pu être admiré dans l'Antiquité et la place que tiennent, pour cette raison, Socrate, Thémistocle, Diogène, Démosthène, Empédocle, Démocrite, Caton, Brutus, Antoine, Cléopâtre et, selon certaines sources, Pythagore lui-même, dans la mémoire collective. Les médecins ne sont donc pas particulièrement concernés. Le plus souvent on se donne la mort soi-même par le poison ou en se jetant dans le vide, ou en utilisant une arme. La motivation tient presque toujours à une certaine conception de la vie ou plus précisément de la qualité du vécu. Il s'agit « non de vivre mais de vivre bien », selon les mots de Sénèque dans une des plus célèbres parmi les *Lettres à Lucilius.* C'est dans cette même lettre, un peu plus loin, que la qualité de la mort est étroitement associée à celle de la vie : « bien mourir, c'est se soustraire au danger de vivre mal »[2].

Formulation d'une concision saisissante, qui révèle l'unité du concept de mort volontaire, dans lequel euthanasie et suicide sont, dans toute la pensée antique, inséparables et parfois même sont impossibles à dissocier. On sait que le thème de la mort volontaire est très répandu en Grèce et à Rome et qu'il ne se confond pas du tout avec ce que nous entendons aujourd'hui par

---

[1] Cicéron, *Des termes extrêmes des biens et des maux*, III, XVIII, 60.

[2] Sénèque, *Lettres à Lucilius*, livre VIII, lettre 70.

euthanasie et suicide, qui en sont deux sous-catégories[1]. Le mot euthanasie a en Grèce ancienne un sens très différent de celui qu'il a pris depuis son utilisation par Bacon au 17ème siècle et sa spécialisation dans l'éthique médicale, au terme d'une évolution qui en a fait un synonyme de geste technique destiné à procurer une mort indolore. *Euthanasie*, contrairement à *déontologie*[2], est un terme grec authentique, mais qui ne désigne à l'origine que l'état de la personne à l'approche de la mort. Il n'est donc pas aussi corrélé qu'aujourd'hui avec l'action médicale, même si des drogues à effet apaisant étaient déjà connues au Vème siècle av. J.-C. Euthanasie peut alors s'employer tout aussi bien pour désigner le suicide, dans la mesure où celui-ci vise une libération, qui de ce point de vue est une forme de fin heureuse.

Dans ce sens antique, la question qui se pose est de savoir si le sujet quitte la vie – ou comme on voudra rencontre la mort – avec la plus petite souffrance et la plus grande paix de l'âme possibles. La perspective est beaucoup plus psychologique que morale, même si l'aspect moral n'en est pas absent. Les Grecs semblent avoir été les seuls, parmi les peuples des civilisations anciennes, à se représenter le suicide et l'euthanasie au sens de délivrance apportée à un malade comme des *types* de mort ou des modalités de cessation de la vie, et non comme des actions consistant à tuer, qui s'agisse de soi-même ou d'autrui[3]. Suicide et euthanasie, en ce sens, se recoupent largement. Certains types de suicide sont dits *contraints*, si contradictoire que puisse nous apparaître aujourd'hui une telle qualification. C'est le cas, par exemple, lorsqu'il s'agit d'absorber du poison en exécution d'une sentence de justice ou pour tenter d'échapper à certaines maladies mentales. Il existe aussi d'autres sortes de suicides, qui relèvent de la liberté de choix de leurs auteurs : héroïques,

---

[1] Sur l'euthanasie, cf. l'analyse de Paula Le Marne dans le *Dictionnaire de la pensée médicale*, *op. cit.*, pp. 457-462. On notera que les principes justificatifs de l'euthanasie étudiés pp. 459 et 460 sont déjà identifiés par le débat antique.

[2] Cf. *supra*, ch. I, p. 14.

[3] L'abondance du vocabulaire relatif au suicide en grec est significative de ce point de vue. Voir sur ce point P. Carrick, *op. cit.*, pp. 150-151.

pour échapper au déshonneur, ou non héroïques, par souci de fuir la misère, ou pour rejoindre dans la mort un être aimé, ou pour en finir avec une vie jugée futile, ou encore pour mettre un terme aux douleurs de la maladie. Ce dernier groupe de quatre ne tombe sous aucun interdit et ne relève d'aucune sanction, quel que soit le moyen choisi, auto-immolation, saut dans le vide, pendaison, grève de la faim. Il constitue une forme parmi d'autres d'euthanasie volontaire. À la rigueur, il importe assez peu, sur le plan moral, qu'une aide soit ou non apportée par un tiers à celui qui a librement choisi cette voie.

Les limites de l'art et l'euthanasie d'abstention

Le problème se présente autrement si ce tiers est le médecin. La médecine hippocratique défend le principe de non intervention lorsque la maladie est jugée incurable. Dans ce cas, le médecin ne doit pas entreprendre de traitement. Un principe premier est de savoir *ne pas soigner*, ou plus exactement ne pas donner de traitement. Il figure en bonne place dans le traité hippocratique *De l'art*, destiné à démontrer, vers la fin du Vème siècle, que la médecine existe comme *technè* malgré ses échecs. « Son objet est d'écarter les souffrances des malades et de diminuer la violence des maladies, *en s'abstenant de toucher à ceux chez qui le mal est le plus fort*, cas placé, comme chacun doit le savoir, au dessus des ressources de l'art »[1].

Ce principe est fondé sur une intention humanitaire et en même temps sur une certaine forme de prudence. D'abord, tout art doit reconnaître ses limites et il serait déraisonnable de nier que certaines maladies sont hors de la portée du savoir médical. En outre, traiter un patient dont on sait que le mal est inguérissable peut aggraver sa souffrance en faisant naître des espoirs qui seront déçus et en retardant l'échéance fatale, ce qui fera

---

[1] Hippocrate, *De l'art*, 3. Vol. V, 1ère partie, Les Belles Lettres, Paris, 2003. Voir également ci-dessous, p. 82, les divers aspects de cette thèse, qui fait de la mort, au même titre que la guérison, une issue naturelle que le médecin peut dans certains cas « assister ».

traîner en longueur la maladie. Il existe effectivement des cas où on ne pourra pas s'opposer à la nature – car la maladie est conforme à un dessein de la *physis*. Il est donc inutile et indigne de l'art de vouloir essayer. Une première forme d'*euthanasie passive* est présente dans cette manière de procéder, qui est une application à des cas particuliers du « ne pas nuire » proclamé par les grands textes éthiques, au nombre desquels l'article 3 du *Serment* recommandant de « s'abstenir de tout mal ».

Cette euthanasie par abstention est manifestement liée à la capacité de connaître le devenir de la maladie, ce qui explique en partie la grande importance accordée à l'art du pronostic. Et l'auteur du traité du *Pronostic* l'affirme d'emblée : « le meilleur médecin me paraît être celui qui sait connaître d'avance ». Si ce jugement s'applique à l'aspect scientifique et technique de la médecine, il vise également, sans aucun doute, les applications éthiques que peut avoir la capacité de « ne pas nuire ». En effet, le texte rappelle aussitôt que « rendre la santé à *tous* les malades est impossible »[1] et que le tri à faire entre les cas justifiant une action thérapeutique et ceux qui relèvent de l'abstention est une priorité.

L'abstention a aussi une autre dimension déontologique, en ce qu'elle contribue à la protection des intérêts corporatifs des médecins : il ne faut pas accepter comme patients des malades qui risquent de mourir pendant le traitement car cela pourrait compromettre d'une part la réputation du médecin et d'autre part la confiance que le public doit porter à la science médicale. On retrouve ici une préoccupation hippocratique, à une époque où la médecine rationnelle avait beaucoup de mal à s'imposer. Ce souci permanent de démontrer la validité du savoir médical, qui parcourt bien des articles du *Serment* – où implicitement le premier devoir est de faire honneur à la médecine – apparaît aussi dans la plupart des œuvres du *Corpus*, mais il est le sujet principal du traité *De l'art*, texte polémique et rhétorique dont le but est de faire adhérer un vaste public à la médecine ration-

---

[1] Hippocrate, *Pronostic*, § 1. Ce texte de la seconde moitié du Vème siècle traite des *maladies aigües*, où la valeur du pronostic est plus décisive encore.

nelle. À cette époque, la concurrence de la médecine traditionnelle est encore très forte[1]. Le public recourt volontiers à l'automédication et chacun peut se procurer des médicaments chez le *pharmacopole* ou bien des plantes préparées par le *rhyzotome* (coupeur de racines). Surtout, la médecine des temples est une rivale redoutable, sans parler de la médecine des gymnases. Le devoir des médecins est de combattre la concurrence qu'elles représentent et surtout de faire prévaloir en toutes circonstances le discours de la raison.

Savoir et jugement dans l'euthanasie

En application de la règle d'abstention ainsi définie, la décision de ne pas intervenir, le refus de soins même, si on veut l'appeler ainsi, ne rendent le médecin grec passible d'aucune sanction. La notion d'une responsabilité médicale n'existe pas en tant que telle. Le décès d'un patient qui n'a pas été pris en charge n'est donc reproché à personne[2]. De la même manière, et pour les mêmes raisons, la fin d'un malade peut être selon les cas, en fonction d'une décision qui relève du jugement médical et de la conscience du médecin, laissée à son cours ou bien au contraire encadrée par la médecine.

Dans ce cadre, l'euthanasie au sens moderne du terme existe bien dans le monde antique, même si ses modalités ne sont pas entièrement théorisées. Le refus de soins, de la part du patient comme de la part du praticien, est admis et son usage ne pose

---

[1] D'où la nécessité d'assurer la crédibilité de la médecine rationnelle nouvelle. Cf. dans l'article 9 du *Serment* la mention insistante de la bonne réputation à acquérir pour toujours (*éis ton aéi chronon*), qui s'applique non seulement à la vie (*bios*) du médecin en tant qu'individu mais à l'art (*techné*) lui-même, la médecine, dont la pérennité est à alors établir.

[2] Compte tenu du schéma ternaire des hippocratiques (art-médecin-malade) et de l'idée de la coopération nécessaire entre la patient et le malade, le refus de prise en charge aboutit en fait à un transfert de responsabilité. Par exemple, une femme qui n'a pas obtenu l'aide de son médecin pour un avortement est amenée à prendre personnellement un risque plus grand encore et à se poser à elle-même la question de l'application à son cas du principe « ne pas nuire ».

pas de problème. *Laisser mourir* et *se laisser mourir* ne sont pas tenus pour des équivalents de tuer ou se tuer, et en ce sens la notion d'euthanasie passive n'est guère différente de ce qu'elle est aujourd'hui. À ceci près qu'elle ne porte évidemment pas, en Grèce ou à Rome, sur des procédures ou sur des équipements techniques qui peuvent amener en eux-mêmes la vie ou la mort, comme par exemple poursuivre une réanimation, administrer un antibiotique ou installer un respirateur. Elle est bien, de ce point de vue, une euthanasie passive authentique, absolue parce que désarmée, une sorte de variante opérationnelle de l'acceptation de l'ordre des choses.

L'euthanasie curieusement dite *active*, interdite par l'article 4 du *Serment*, est en réalité pratiquée et relève de la conscience du médecin. Rien ne s'oppose à ce que celui-ci administre une drogue mortelle à son patient lorsqu'il souffre et qu'il n'existe plus d'espoir de guérison. Malgré les dispositions du *Serment* – que bon nombre de médecins n'ont jamais prêté ni même lu – et l'autorité globale qui leur est reconnue, il semble qu'il ne se soit guère élevé de voix en Grèce, ou à Rome avant le christianisme, pour confirmer l'interdiction de l'euthanasie et insister sur la nécessité de la respecter. Il en va de même pour ce qui s'appelle à présent *aide au suicide* ou *suicide médicalement assisté*, qui est en fait une euthanasie où est changé l'agent d'exécution[1].

La pratique médicale antique fait place également, quoique par des moyens très limités, à l'obligation d'accompagnement du malade « en fin de vie ». Celui-ci n'est pas abandonné et jusqu'à ses derniers jours il reste l'objet de soins appropriés. Il est significatif, à cet égard, qu'il soit souvent confié, compte tenu de ses besoins particuliers, à la médecine des temples, dont la médecine rationnelle combat par ailleurs l'influence et les méthodes. Le temple est chargé des soins ultimes et il dispense ce qu'on pourrait considérer comme une préfiguration antique des soins palliatifs. Les médecins laissent couramment cette

[1] L'article 4 du *Serment* proscrit l'activité de « conseil » en matière de produit mortel, donc explicitement l'assistance au suicide.

voie ouverte à leurs patients[1], marquant par là leur compassion devant la souffrance et leur souci d'adoucir la mort, c'est-à-dire, au sens propre du terme, d'*euthanasier*[2].

Nature et raison

La problématique de la mort volontaire – suicide et euthanasie – confirme ainsi que l'exercice de la médecine antique, dont la régulation était inexistante puisque les praticiens n'avaient pas à se conformer à d'autres règles ou lois que les autres citoyens, a été soumis à une éthique fondée sur la philosophie de la nature et sur l'exercice éclairé du jugement. C'est que la mort, comme la maladie, est une réponse de la nature, révélée au terme d'un processus qui est la vie. Statutairement, si l'on peut dire, la mort est une issue, exactement au même titre que la guérison. Le corps a ses rythmes propres et ses propres pouvoirs aussi. Chez tel malade et dans telle sorte de maladie, le devoir du médecin sera d'assister les forces de la nature qui peuvent conduire à la guérison. Dans d'autres cas, au contraire, c'est la mort qui sera la véritable guérison et qui mettra un terme à la maladie et à ses souffrances.

Le devoir du médecin ne sera jamais d'aller contre la nature mais de se soumettre à ses desseins, que l'art lui a permis de

---

[1] La parenté des deux médecines est plus grande qu'on ne pense, dès l'origine. Strabon soutenait dans sa *Géographie*, XIV, 2,19, qu'Hippocrate se serait inspiré des indications du sanctuaire de Cos pour ses prescriptions en matière de régime. Il est établi que certains sanctuaires pratiquaient, pour une part, une médecine hippocratique (médicaments, interventions chirurgicales, exercices corporels compatibles avec l'état de santé observé). En revanche, un autre aspect était dominé par des rituels de purification (la *catharsis* est présente également, à travers le régime, chez les hippocratiques), des participations aux sacrifices et épreuves de sanctification, des « rencontres » du malade endormi avec le Dieu Médecin, aboutissant à des guérisons-miracles (salle du songe ou *enkoétémérion*). L'imbrication des deux médecines est au centre du précepte hippocratique du *Mal sacré* : « tout est divin, tout est humain ».

[2] Sur la fonction d'accompagnement final confiée à la médecine des temples, voir l'article de Ludwig Edelstein sur cette question, « Greek Medicine in its Relation to Religion and Magic », in *Ancient Medicine*, *op. cit.*, pp. 205-246.

comprendre. Vouloir à tout prix empêcher le cycle normal de la génération et de la mort serait faire obstacle à la nature et se rendre coupable d'*hybris*. En ce sens, « ne pas nuire » est, par rapport à l'euthanasie, un principe entièrement neutre. Nuire signifie aller contre la nature, ce qui peut s'appliquer tout aussi bien à la conservation de la vie qu'à son interruption, selon que c'est la guérison ou la mort qui doit intervenir au terme de la maladie. En fait, une équivalence est posée entre deux attitudes que la déontologie ne cesse d'opposer. Ruwen Ogien a montré les limites de la distinction entre « les effets positifs voulus et les effets négatifs non voulus » de l'action du médecin auquel un patient incurable a dit qu'il « ne veut plus vivre »[1].

De ce point de vue, l'éthique médicale antique, digne de la grande conquête hippocratique du savoir, s'est démarquée de la gestion déontologique des conduites professionnelles en faisant sien le célèbre principe énoncé par Socrate dans le *Phèdre* : « il faut, en plus d'Hippocrate, consulter la raison »[2].

---

[1] Cf. R. Ogien, *La vie, la mort, l'état*, *op. cit.*, p. 120 et suivantes. « Pour le malade incurable qui ne veut plus vivre, peu importe que les médecins interviennent activement pour le faire mourir ou […] le laissent mourir en mettant un terme aux soins qui le maintiennent en vie ». Et « s'il n y a pas de différence *morale* pour les patients, pourquoi devrait-il y en avoir pour les médecins ? » (p. 121). Le caractère professionnel – et non moral – des règles de la déontologie est ainsi souligné et ces règles peuvent être contestées « lorsque le paternalisme médical est remis en cause et les droits des malades affirmés » (p. 122).

[2] Platon, *Phèdre*, 270 c.

IV

ÉTHIQUE DE L'ART

L'HORIZON INTEMPOREL DE L'*ÉTHOS*

LE TERME d'éthique porte en lui tous les éléments dont se nourrit la controverse moderne sur l'actualité du *Serment d'Hippocrate* et sur la validité d'une éthique médicale issue du monde antique. Même s'il désigne une activité à visée plus ou moins normative, il ne s'est jamais défait de son origine : *éthos* évoque l'idée de ce qui est habituel, constitutif du mode de vie en commun – le français dit *les mœurs*[1] – et du consensus qui le rend possible. En ce sens, une éthique peut donc toujours être comprise, malgré ce qu'elle comporte d'éléments relevant de l'universel, comme liée à une société, à une époque et à une culture.

C'est ce qui conduit parfois à tenir pour totalement dépassé le texte du *Serment*, qui est vieux de vingt-cinq siècles, ou à lui reconnaître une valeur surtout symbolique de commémoration, d'hommage à la naissance de la médecine[2]. Il serait l'emblème d'un stade initial et mythique de l'art de soigner, jugé à la fois balbutiant sur le plan scientifique, habile sur le plan technique, en raison de la dimension légendaire de ruse de la *technè* des Grecs, et enfin véritable âge d'or de la moralité professionnelle, du simple fait de son invention.

Ce schéma met en lumière deux points essentiels. D'abord que la naissance d'un certain savoir, d'une *discipline* comme la médecine, n'est pas liée à son contenu scientifique initial. On voit à travers les écrits médicaux des hippocratiques ou ceux d'Aristote la différence qui existe entre la science fausse, qu'ils

---

[1] De *mores*, qui a donné la *morale*. Sur le rapport éthique-morale, cf. *supra*, ch. I, p. 10.

[2] Sur la question de la valeur du *Serment* à l'époque contemporaine, dans un univers médical qui n'est plus le sien, cf. *infra*, ch. V, p. 103 et suivantes.

sont souvent, et la fausse science, qu'ils ne sont pas. La capacité de faire cette distinction est une des conditions indispensables à l'élaboration de la science[1]. Ensuite, ce n'est pas à la science qu'il revient de fixer les règles de la pratique qui en dépend, *a fortiori* lorsque celle-ci, comme dans la *technè*, ne découle pas d'un savoir théorique préalable. Aussi bien ce n'est pas, du temps d'Hippocrate, le savoir médical comme tel qui fixe les règles que doit respecter le médecin, même s'il existe bien une tradition « asclépiade » et des préoccupations corporatives chez les rédacteurs du *Serment*[2] et de divers autres textes, mais un système complexe de valeurs et d'idéaux. Leur expérience de la vie, de la douleur et de la mort, acquise auprès de leurs patients, semble avoir, beaucoup plus que leur compétence technique, qualifié les médecins pour être les interprètes et les représentants de ce système, et cela leur a conféré une fonction presque sacerdotale qui leur est plus ou moins restée depuis.

Éthique et progrès, l'incertaine rencontre

Ainsi, la question qui est posée est double et chaque aspect renvoie à l'autre comme dans une espèce de jeu de miroirs. Il s'agit de savoir si une éthique, qui est par nature liée à un *éthos*, à un mode déterminé de vie en commun, peut apporter à la pratique d'une profession appelée à connaître développement et progrès un *fondement durable*. En sens inverse, les progrès du savoir et du savoir-faire peuvent-ils conduire à modifier une éthique qui trouve sa source dans le « royaume des normes » ? En d'autres termes, la technique, sans cesse triomphante dans la modernité, peut-elle apporter avec elle ou tout au moins rendre nécessaire une déontologie *ad hoc*, un *mode d'emploi* moral de ses inventions et de ses avancées ?

---

[1] Cf., sur ces points, *Platon et la médecine*, *op. cit.*, pp. 144-146.

[2] La tradition antique veut qu'Hippocrate lui-même en ait été le rédacteur. La période (5ème ou 4ème siècle av. J.-C.) à laquelle le *Serment* a été effectivement prêté, les groupes ou les catégories de nouveaux médecins qui l'auraient prêté ne sont pas des données établies avec certitude.

Sur le premier point, plusieurs aspects seraient à distinguer, selon que l'on traite de la pérennité du *Serment* ou de l'éthique médicale antique entendue en un sens plus large. Le *Serment*, maintes fois revu[1], adapté à des situations historiques et politiques diverses, est jugé anachronique malgré ces modifications, et il est évident que de différents points de vue, il l'est en effet. D'abord, les conditions dans lesquelles il est « prêté » n'ont presque plus rien de commun avec l'exercice de la médecine de l'Antiquité, dépourvue de toute régulation. Malgré la cérémonie devant les maîtres, les confrères et les représentants de l'Ordre des médecins, il n'est plus aujourd'hui le véritable engagement pris par le futur praticien, qui durant sa carrière ne relèvera ni du « tribunal de sa conscience » ni du « conseil de l'Ordre » mais, remarquait Canguilhem, du « tribunal tout court »[2].

Les conditions de la formation médicale aussi ont changé considérablement, de telle sorte que l'invocation aux Maîtres de l'article 2 pourrait évoquer le danger de népotisme plutôt que l'attachement à la confrérie. Quant aux secrets corporatifs visés par cet article, ils entrent en contradiction avec l'obligation de dénoncer les fautes commises par des confrères. La préservation de l'intimité, de la confidentialité et du secret médical dont fait état l'article 8 prend également un autre sens dans le système moderne, avec l'informatisation généralisée et l'interconnexion obligée entre de multiples spécialistes et intervenants. Dans un tel contexte, l'éthique médicale antique pourrait être facilement submergée par la révolution biomédicale et le développement de la bioéthique. Elle le serait dans des conditions pour le moins paradoxales. La comparaison entre l'éthique issue de l'Antiquité et la bioéthique met en avant, généralement, que la première, qui remonte au serment d'Hippocrate, fait partie de l'exercice de la médecine, relève d'un code éthique fondé par des médecins pour des médecins. La bioéthique se distinguerait donc de cette déontologie classique en ce qu'elle fait intervenir « une pluralité

---

[1] Cf. différentes versions modernes dans le fascicule II (annexes) de *Pérennité et actualité du Serment d'Hippocrate,* de C. Allix, déjà cité.

[2] Cité par C. Ambroselli, *L'éthique médicale*, Paris, P.U.F, 1998, p. 2.

d'acteurs et de disciplines : outre les médecins, les biologistes et généticiens, philosophes, juristes, sociologues, théologiens »[1]. Cela est exact si on confronte la bioéthique à ce qu'est devenue aujourd'hui l'éthique de l'Antiquité, qui s'est en partie figée, en effet, dans des « codes déontologiques quasi juridiques »[2]. Cela est inexact si on considère l'éthique médicale de la Grèce et de la Rome anciennes telle qu'elle a été, un espace unique dans l'histoire de la médecine d'usage critique de la raison et de jugement selon la conscience individuelle.

Bioéthique ou *biodéontologie* ?

La question posée doit donc être précisée. Qu'un besoin éthique nouveau soit né de l'extension du savoir biologique et médical, du pouvoir accru de la médecine et des doutes qui planent sur le bon usage de la science depuis les malheurs planétaires du 20ème siècle, il n'y a rien de plus assuré. Il n'est pas établi pour autant que cela modifie substantiellement le lien qui rattache l'éthique à la morale en tant que système de normes ni sa vocation à être le lieu d'une élaboration par essence individuelle de « la droite règle dans les circonstances difficiles de l'action »[3], même si elle est instruite en équipe ou au sein d'un *comité*. Certes, une approche plurielle correspond mieux aux besoins d'une science médicale de plus en plus complexe, elle permet le recueil d'avis et d'attendus plus nombreux, mais elle ne garantit nullement une réflexion plus *éthique*, si l'on peut dire. La vérité morale ne se met pas *aux voix* – et pas davantage la vérité scientifique. Ce

---

[1] Marie-Hélène Parizeau, article « Bioéthique », in *Dictionnaire d'éthique et de philosophie morale* sous la dir. de Monique Canto-Sperber, Paris, PUF, 2004, p. 184-190. Cf. en particulier, pp. 187-189, l'exposé synthétique des grands courants de la bioéthique contemporaine.

[2] *Id.*, p. 184. Il faut se souvenir que l'éthique hippocratique – et antique en général – est au contraire indépendante de tout aspect juridique, le médecin relevant des seules lois de la cité, applicables à tous les citoyens. De même l'idée d'un contrôle par la corporation n'a été ni élaborée ni *a fortiori* mise en œuvre. Les sanctions sont psychologiques, sociales et bien entendu morales.

[3] Cf. *supra*, ch. I, p. 10.

ne sont ni le cadre collectif ni la certification « bioéthique » qui peuvent donner la voie d'accès à une « réflexion philosophique et citoyenne » et à une compréhension des « enjeux collectifs et [de] l'identité humaine en général »[1], mais le caractère philosophique de la démarche elle-même. En d'autres termes, dans la mesure où la bioéthique est une éthique, elle est en tant que telle une activité philosophique : les médecins, biologistes, juristes, théologiens et autre spécialistes qui y prennent part font œuvre de philosophes, au sens où ils administrent en quelque sorte une province de la philosophie. La bioéthique a en charge, comme toute éthique, la réflexion que Ricœur appelait, par rapport aux frontières du « royaume des normes », éthique « antérieure » et éthique « postérieure »[2]. Il faut par conséquent distinguer avec soin la bioéthique de la déontologie qui dans la pratique tend à se substituer à elle.

En effet, l'extension croissante de l'offre biotechnologique, qui est une marque de la médecine moderne, conduit à faire des choix nouveaux, sociaux, moraux, politiques, etc. Cela justifie évidemment un travail exploratoire et collectif dont les résultats ont vocation à constituer une déontologie, d'autant que l'action thérapeutique est encadrée par des règlementations juridiques, administratives et financières. Les *avis bioéthiques* sont sans aucun doute indispensables du fait qu'aucun des acteurs du soin ne peut à lui seul maîtriser la totalité des savoirs et des éléments de réflexion qui sont en cause, mais ils sont la plupart du temps des *avis déontologiques*, par lesquels pourra être faite ensuite l'économie d'une démarche éthique dans la réalité multiple et complexe de l'action. Au sens strict des termes, la bioéthique dont on parle tant est le plus souvent une *biodéontologie* qui a

---

[1] J.-M. Mouillie et al., *Médecine et sciences humaines, manuel pour les études médicales*, Paris, Les Belles Lettres, 2007, p. 192. La différence entre éthique et bioéthique tiendrait également au fait que la première concerne l'expérience générale (le rapport médecin-patient, le respect, etc.) et la seconde des sujets « dignes de réflexion » mais qui concernent assez peu de monde (« les cellules souches embryonnaires » par exemple). Cette distinction est cependant fragile, comme cela est justement précisé.

[2] Cf. *supra*, ch. 1, pp. 9-10.

bénéficié d'une promotion lexicale[1]. Ce phénomène si souvent constaté d'« inflation des règles de déontologie » est une des caractéristiques de la modernité[2].

La déontologie est sollicitée, dira-t-on, dans la mesure où l'éthique ne permet pas de répondre au questionnement de plus en plus complexe qu'entraînent à un rythme accéléré nouveaux savoirs et nouvelles techniques. En outre le monde actuel se fait un devoir de prendre en compte les diversités culturelles, et une des attributions des comités d'éthique est de délibérer sur les problèmes *concrets* qui en résultent[3]. Que de tels problèmes se posent, personne n'en doute, mais l'éthique n'a pas en charge leur traitement par le biais de règles surajoutées, de codes *ad hoc* ou de recueils jurisprudentiels censés fournir une espèce de mode d'emploi automatique et simplificateur – même si c'est ce qui en réalité est secrètement désiré. Elle dépend au contraire d'une recherche ouverte et qui jamais ne se refermera, d'une capacité à affronter les situations particulières tout en assumant, sur la base d'un édifice moral solidement constitué, le risque imprédictible de la diversité et de la nouveauté. C'est sur la solidité des valeurs et des principes existants que l'éthique se fonde, non sur une incessante invention de réponses nouvelles, jugées adaptées aux questions dont elles sont contemporaines du simple fait de cette contemporanéité. L'éthique, ainsi que la bioéthique par conséquent, est toujours un passé accueillant un futur et un futur donnant tout à coup au passé tout le sens qu'il

---

[1] Sur éthique et déontologie, cf. *supra*, ch. 1, notamment pp. 12-17. Sur le rôle des comités d'éthique et la « dimension institutionnelle » de la bioéthique, cf. dans *Médecine et sciences humaines, manuel pour les études médicales*, déjà cité, « Les structures de la réflexion éthique », pp. 415-428. On pourra aussi consulter l'ouvrage de C. Ambroselli, *Le comité d'éthique*, Paris, PUF, 1990. Une bibliographie consistante est donnée à la fin de l'article d'Anne Langlois « Comité d'éthique » dans le *Dictionnaire d'éthique et de philosophie morale,* déjà cité.

[2] Cf. D. Siroux, art. *Déontologie*, *op. cit.*, p. 475.

[3] Sur la question de la multiculturalité dans le soin et l'activité médicale, voir J. Lombard et B. Vandewalle, *Philosophie et soin, itinéraires philosophiques à l'hôpital*, Paris, Seli Arslan, 2009, chapitre 3, « L'altérité », pp. 59-72.

contenait déjà mais que, jusqu'à la circonstance créée par un nouveau possible, il n'avait pas livré encore.

Une éthique de l'*âge de pierre* du soin

De tous les grands textes d'éthique médicale de l'Antiquité, le *Serment d'Hippocrate* est le plus fréquemment désigné comme devant laisser la place à une réflexion plus « moderne ». À cela, il y a deux raisons. D'abord, il est le seul texte à comporter des règles professionnelles précises, relevant en première analyse de la déontologie, où se manifestent avec beaucoup plus de netteté les phénomènes de péremption. Ensuite, en même temps qu'il est tenu pour une déontologie dépassée, on voit en lui l'origine de l'éthique médicale de l'Occident, devenue inutilisable suite aux progrès de la modernité et à l'ardente obligation de prendre en compte la diversité du monde, présumée avoir été jusque-là méconnue. C'est cependant, au-delà du contenu du *Serment*, l'ensemble de cette éthique qui est mis en cause : il aurait pour seul mérite de contenir « une mine de réflexions sur la relation entre le professionnel de santé et son patient ».

En revanche le « corpus historique » qu'elle constitue – il faudrait dire plutôt à quoi on la réduit – est jugé insuffisant[1] : il « ignore souvent les problèmes concernant la vérité, la justice, la responsabilité collective ». Une sévère leçon est donnée, par éthique interposée, à la philosophie antique qui pourtant, entre autres choses, a inventé la philosophie. On remarque d'ailleurs que ce n'est pas la révolution biomédicale qui apparaît, dans ce texte, comme la principale cause de disqualification de l'éthique ancienne mais bien l'insuffisance de la réflexion sur des notions comme la vérité ou la justice. Il semble cependant que l'on n'ait

---

[1] Tom L. Beauchamp et James F. Childress, *op. cit.*, p. 13. Il est frappant que l'« exécution », si on peut dire, de ce qui constitue le fondement de l'éthique médicale de l'Occident ne prenne qu'une vingtaine de lignes, au tout début de l'ouvrage. Il serait aisé de démontrer que la reconstruction qui suivra, et qui est l'objet même de ce livre essentiel, devra beaucoup à ce qui a été d'abord rejeté et mis à bas.

guère à ajouter là-dessus à ce que Platon et Aristote en ont dit, du moins sur le plan éthique, sans parler de la responsabilité collective, notion importante en santé publique mais dont on a peine à croire qu'elle ait été négligée par les philosophes qui les premiers ont su penser le *politique*.

Il n'est donc pas si sûr que la leçon soit méritée, et encore moins sûr que l'éthique médicale grecque n'ait plus rien à nous apprendre. Il est vrai que nous ne pouvons en faire notre unique ou notre ultime déontologie mais cela ne la disqualifie en rien comme éthique qui l'inspirerait ou même comme source d'une éthique moderne. On ne peut nier les importants changements que la relation du médecin et du malade, fondement de l'éthique hippocratique, a connus depuis cette époque[1]. Pour la plupart, les patients d'aujourd'hui ne seraient sans doute pas restés en vie assez longtemps, en Grèce ancienne, pour faire l'objet de quelque questionnement éthique que ce soit. Technologies de pointe, thérapeutiques innovantes, moyens de prolonger la vie artificiellement, presque toutes les grandes avancées du 20ème siècle font apparaître la médecine ancienne – et pas seulement grecque et romaine – comme faisant partie d'une sorte d'ère *prétechnique* sans relation avec la nôtre, d'un véritable *âge de pierre* du soin. La médecine antique s'en tient aux pansements, aux diètes, aux tisanes et décoctions de plantes[2]. Les gestes de palpation dans l'examen clinique et certaines interventions de chirurgie, qui concernent principalement les fractures, sont de haut niveau et aujourd'hui encore nous semblent marqués par une hardiesse et un génie exceptionnels, mais ils représentent bien peu de chose par rapport au savoir-faire considérable de la médecine moderne. Rien, *a fortiori*, ne permettait d'imaginer, dans l'Antiquité, des questions telles que la fécondation *in vitro*

---

1 On pourra consulter les remarques faites par un président du Comité national consultatif d'éthique dans D. Sicard, *Hippocrate et le scanner, réflexion sur la médecine contemporaine*, Paris, Desclée de Brouwer, 1999.

2 Pour une présentation synthétique du soin antique, cf. H. King et V. Dasen, *La médecine dans l'Antiquité grecque et romaine*, éditions BHMS, Lausanne, 2008, pp. 50-58. On notera que la confection de *pharmaka* est une science très élaborée, dans le cadre d'une botanique médicale savante.

ou les thérapies géniques. Aristote, qui est considéré comme un précurseur de la biologie de la reproduction, avait simplement souligné le sens que peut avoir la ressemblance physique entre les parents et es enfants[1]. Le sujet est resté un classique jusque dans les écoles philosophiques de l'époque hellénistique, sans que soit enregistré le moindre progrès vraiment significatif[2]. Et l'un des traits marquants de l'éthique médicale antique est pour l'observateur moderne l'absence de toute pensée de l'idée de progrès. Celui-ci n'est pas du tout une notion grecque[3]. L'idée que le savoir pourrait améliorer la condition des hommes ou faire le bonheur de la cité mettra bien du temps à s'imposer et sa pleine expression sera comme on sait bien plus tardive.

Un moyen de vérifier si l'éthique hippocratique et la sagesse antique dans laquelle elle prend place présentent encore une pertinence face au contexte contemporain d'innovation technologique et thérapeutique est probablement de les interroger sur ce qu'elles disent, ou sur ce que nous pouvons légitimement leur faire dire, d'inventions et de méthodes qu'elles n'avaient ni connues ni prévues. Nous pouvons leur soumettre des réponses actuelles à des problèmes touchant à la contraception et à la

---

[1] Cf. Aristote, *Génération des animaux* 4, 3, 769 a et suivants.

[2] Sur les principales avancées de la médecine et de la chirurgie dans le monde gréco-romain, cf. *Histoire de la pensée médicale en Occident*, I, déjà cité, pp. 227-281.

[3] *Épidosis* indique simplement le développement, au sens précis et limité de succession d'étapes à l'intérieur d'un processus déjà préalablement connu ou défini. Cf. par exemple l'usage d'*épidosis* dans Platon, *Théétète*, 146 b : « tous les progrès sont possibles à la jeunesse ». Dans *L'invention de l'histoire politique chez Thucydide*, Editions ENS, Paris, 2005, J. de Romilly montre en quel sens l'idée de progrès a été l'œuvre intellectuelle du Vème siècle et comment elle a été pensée par Thucydide. Le traité hippocratique *Ancienne médecine* parle souvent de recherches, de découvertes et d'innovations ("la façon de vivre actuelle n'a été découverte et élaborée que dans un longue période de temps"). Cependant le progrès, quoique le concept ait été bien cerné par Protagoras par exemple, n'a pas du tout été ressenti par les Grecs comme « une perspective ascendante ouverte aux créations humaines » et s'ils parlaient d'évolution, c'était plutôt en termes de décadence depuis l'âge d'or décrit par Hésiode.

procréation, au suicide assisté et à l'euthanasie, par exemple, afin de les confronter aux principes et aux normes de la morale créée par l'ère *prétechnique*.

De l'éthique comme attente de son objet

L'Antiquité n'avait connu, en fait de contraception entendue au sens large, que deux techniques, l'abstinence et l'avortement. On peut dater l'avènement de la modernité en ce domaine par la découverte des moyens permettant d'empêcher l'action de la progestérone, ce qui est le principe de la pilule contraceptive[1]. Même si la question peut sembler de bien peu d'importance par rapport aux grands enjeux de la bioéthique, demandons-nous si Hippocrate et les rédacteurs du *Serment* auraient autorisé la pilule. On voit aussitôt que la réponse est négative, puisque l'interdiction faite au médecin de prescrire des produits abortifs est fondée sur le respect de la vie humaine et qu'elle rend ainsi inacceptable tout ce qui constitue une forme de *destruction de potentiel* humain.

Toutefois l'éthique grecque aurait permis une distinction de type moral entre les contraceptifs qui empêchent l'ovulation, ceux qui empêchent la conception (spermicides, diaphragmes, préservatifs) et ceux qui empêchent l'implantation de l'embryon dans l'utérus – celle-ci étant le point de départ de la grossesse. Elle aurait jugée plus contraire encore à l'esprit du *Serment*, si on peut dire, la pilule *du lendemain*, qui détruit l'embryon et qui est un équivalent médicamenteux de l'avortement chirurgical[2]. La conséquence en termes d'éthique dépend évidemment du statut accordé à l'embryon puis au fœtus et de la définition de la grossesse, selon qu'elle est réputée commencer à la conception

---

[1] La pilule contraceptive a été découverte vers 1950 et autorisée en France par la loi Neuwirth en 1967.

[2] Le « RU 486 », hormone anti-progestative, inhibe les fonctions biologiques du récepteur de la progestérone et elle agit sur la muqueuse utérine pendant la nidation, provoquant des règles anticipées. L'embryon déjà constitué est donc éliminé.

ou avec la nidation. La pilule qui empêche la conception ne peut être condamnée de la même manière sur le plan moral. À la limite, on peut aller jusqu'à considérer que les ovules, dans la menstruation, et le sperme, dans l'acte sexuel, sont des éléments perdus pour la construction de la vie humaine, en quelque sorte, et en ce sens *gaspillés*.

On peut donc imaginer que le médecin de l'Antiquité avait à sa disposition tout ce qui lui était nécessaire pour prendre une décision éclairée en matière de contraception ou d'avortement et qu'il pouvait s'appuyer, dans ses consultations, sur ce savoir et sur les règles morales qui lui étaient associées[1]. Aussi bien, cette situation devait être courante, puisque la loi n'interdisait ni la contraception ni l'avortement et qu'une appréciation de la demande en fonction de l'état de santé et des motivations de la patiente d'une part et des convictions du médecin d'autre part était possible. Cela constituait une authentique situation *éthique*, ouverte par avance au progrès et à l'innovation, par opposition à l'application mécanique des règles de la déontologie. L'éthique grecque a considéré qu'il était possible et même dans certains cas recommandé de désobéir. C'est justement la fonction même de l'éthique de mettre en doute une norme morale au nom d'une autre jugée supérieure dans tel ou tel cas précis. Une *éthique de la pilule*, en quelque sorte, a été théoriquement possible bien avant la pilule. À la différence de la déontologie, l'éthique peut remettre une règle en cause et aussi précéder son objet et, en un certain sens, l'*attendre*.

L'éthique grecque, dira-t-on, ne pouvait cependant pas *tout attendre* et il ne fait guère de doute, en effet, qu'elle n'avait pas le moyen de penser par avance les grands sujets qui aujourd'hui encore apparaissent comme problématiques. Pour rester dans le domaine de la procréation, nous pouvons l'interroger non plus sur la reproduction et son empêchement mais sur les *modalités*

---

[1] Le *Serment* n'en est pas moins, en lui-même, une interdiction complète de l'avortement que des mouvements féministes et libertaires ont considérée non sans raison comme une menace *paternaliste* – au sens propre du terme si on se réfère à l'Antiquité – pour le droit de choisir.

de la reproduction et plus particulièrement sur les techniques de la reproduction assistée, c'est-à-dire l'insémination artificielle, la fécondation *in vitro* et le transfert d'embryon, avec toute la controverse à rebondissements des *mères porteuses*. Outre sa symétrie par rapport à celle de la contraception – elle rend la reproduction possible hors de la sexualité, la contraception rend au contraire la sexualité possible sans la reproduction – cette technique présente l'originalité de s'apparenter à une forme de soin *palliatif*, puisque provoquer une grossesse chez une femme inféconde consiste non à traiter une pathologie mais à éliminer un symptôme. Elle est emblématique d'une médecine digne du *Meilleur des mondes*, contrastant avec la soumission attentiste au *cosmos* qui marque souvent les thérapeutiques antiques.

Changements subits et futurisme antique

Jamais sans doute la liberté humaine devant la procréation n'a atteint un tel degré, jamais les conséquences anthropologiques, en termes de liens humains, n'ont été aussi importantes qu'avec la technique des mères-porteuses. Elle induit potentiellement l'existence de cinq parents : le père et la mère dits sociaux, le père et la mère génétiques et enfin la mère porteuse, celle qui a assuré la gestation. La technique atteint ici un seuil inhabituel de déconstruction de l'organisation humaine. Les notions même de famille, de maternité, de paternité, de filiation sont modifiées simultanément. Le statut de la mère porteuse, en effet, ne peut s'édifier sur le modèle familier de la nourrice qui vient suppléer une mère défaillante. Il devient ici celui d'une sorte de *nourrice première*. Il suscite dès lors interrogations et surtout objections[1]. Une première critique porte sur ce qui semble s'apparenter à une location d'utérus par des femmes généralement issues d'un milieu social et économique plus modeste à des « parents », qui

---

[1] Sur l'ensemble de cette question, cf. l'étude synthétique de S. Bateman-Novaes « Procréation assistée » dans le *Dictionnaire de la pensée médicale*, *op. cit.*, pp. 901-907, et notamment l'analyse de la « transformation des conditions anthropologiques de l'engendrement ».

peuvent être ou non à la fois « sociaux » et génétiques, le plus souvent d'origine aisée. La problématique s'alourdit de tous les contentieux possibles lorsque la mère porteuse change d'avis après l'accouchement et veut garder l'enfant qui à la fois, sous des rapports différents, est ou n'est pas le sien. Un tribunal peut alors estimer qu'il s'agit d'une vente d'enfant[1].

La critique la plus fondamentale consiste à soutenir que la mère porteuse est victime – ou bien coupable – d'une forme de commercialisation de la procréation humaine, les médecins et les juristes impliqués relevant d'accusations analogues à celles qui ont cours dans les affaires de prostitution. Pourtant aucun plaisir n'est vendu. C'est au contraire une souffrance, celle des couples en mal d'enfants, qui est d'une certaine façon soulagée. Enfin, on objecte que les enfants nés d'une mère porteuse sont lésés psychologiquement et socialement, même si on respecte leur droit à connaître la vérité sur leurs parents génétiques. Ce sont en fait tous les auteurs et acteurs de l'arrangement qui sont susceptibles, à divers degrés, d'en ressentir un jour ou l'autre le contrecoup moral.

À l'évidence, certains progrès techniques de la biomédecine prennent de court non pas simplement les repères moraux des hommes mais leur représentation du monde. L'accélération de l'invention médicale tend à rendre inopérants les garde-fous dont l'éthique peut disposer, à quelque époque que ce soit[2]. Ni le *Serment* ni l'éthique médicale antique ne donnent d'armes pour affronter le problème des mères porteuses, ni aucun autre des problèmes que soulèvent les avancées de la biologie et de la génétique. Mais on observe que le monde moderne lui-même n'en fournit pas non plus, échouant régulièrement à dégager des consensus, s'en remettant, au-delà de ce qui relève de la loi de

---

[1] Sur ce type d'affaire et le procès du New Jersey dit « Baby M Case », cf. Gregory E. Pence, *Classic Cases in Medical Ethics*, New York, Mc Graw-Hill Humanities Social, 2007.

[2] Cf. à ce sujet les travaux de Cynthia B. Cohen, particulièrement « Protestant Perspectives on the Uses of the New Reproductive Technologies », Fordham Urban Law Journal, vol. 30, 2002.

la cité, à d'incessants débats débouchant sur des « avis ». Ceux-ci sont émis par des institutions dont l'intention le plus souvent est déontologique alors que leur fonction est en réalité philosophique. L'Antiquité s'en remettait à la pensée platonicienne, aristotélicienne, épicurienne, stoïcienne. L'éthique, *a fortiori* la bioéthique, est l'unique ressource pour penser l'humain dans de subits changements du monde mais on ne voit guère ce que lui apporterait une rupture avec le futurisme de la raison médicale antique[1].

Écho moderne de l'antiquité : l'universalité de l'*éthos*

L'éthique grecque peut aussi être « interrogée » sur les réponses modernes aux questions de la fin de vie et de la mort volontaire par suicide ou euthanasie, auxquelles toute l'Antiquité a porté un intérêt passionné[2]. C'est également le cas du monde contemporain, tant cette vaste problématique concerne l'essentiel de la condition des hommes. Le suicide médicalement assisté est un sujet âprement débattu aujourd'hui. Partout dans le monde et au sein de l'Europe même, ce que l'on appelle le droit de mourir s'exprime dans des pratiques et des conceptions très variables[3]. Aux États-Unis, le droit à l'assistance au suicide avait été rejeté par la Cour suprême en 1997. L'état de l'Oregon avait établi néanmoins une loi qui autorisait un malade à demander à son médecin, selon une procédure précise, de lui prescrire – mais non de lui administrer – des produits lui permettant de quitter la

---

[1] On pense aussi, par exemple, au lien entre les thèses atomistes antiques et l'approche révolutionnaire de la « thérapie génique » rendue possible par les progrès de la biologie moléculaire dans les années soixante, sans qu'il y ait, bien entendu, d'origine antique proprement dite. Chez Leucippe et Démocrite, le corps humain est le résultat de la taille, de la forme et de l'arrangement des atomes.

[2] Cf. *supra*, ch. II, pp. 55-83. Sur l'ancienneté de la problématique et la pensée de la mort en Grèce archaïque, cf. pp. 58 à 62.

[3] Sur la diversité des législations nationales en matière d'euthanasie cf. par exemple J.-C. Basté, *L'ontogénèse de la médecine*, Bordeaux, 2006, Éditions Bergeret, pp. 95-96.

vie. Cette disposition est strictement réglementée. Elle exige, entre diverses conditions, la signature de deux autres médecins attestant que le malade est bien condamné à une échéance de six mois. Par la voix de son comité d'éthique, l'*American Medical Association* s'était prononcée[1] contre une telle possibilité, où il voyait une brèche ouverte dans le devoir d'assistance – mais le terme a ici plus qu'ailleurs deux sens possibles – qui lie le médecin à son patient. Cette position peut être rapprochée de l'analyse des philosophes anglais David Hume, pour qui mourir est un droit pour celui qui endure une infinie souffrance et John Stuart Mill, qui voit dans le suicide une décision personnelle liée à la peur de la mort, laquelle, tout comme la mort elle-même, fait partie de notre vie.

Or ces points de vue sont ceux qui ont été défendus par la philosophie antique jusqu'à la fin de l'Empire romain. On les trouve chez Sénèque sous la forme d'une justification du bien mourir par l'évitement du vivre mal[2]. L'euthanasie d'abstention fait partie aussi, nous l'avons vu, de l'éthique du médecin grec, indépendamment même du *Serment*, qui en effet ne vise pas l'abstention mais seulement la prescription de produits létaux ou le conseil qui pourrait orienter le malade vers leur usage[3]. En outre, sur la limite si fragile qui sépare les deux formes, l'une *active* et l'autre *passive*, de l'euthanasie, l'hésitation et le doute de l'éthique moderne sont la réplique parfaite de ceux du monde antique.

Tout d'abord l'euthanasie passive a d'incontestables racines dans l'univers hippocratique. Les médecins se refusaient alors à faire durer une vie sans espoir, sujet sur lequel il semble, malgré quelques excès médicaux évoqués par Platon[4], qu'il ait existé un véritable consensus. Le traitement ne doit pas se transformer en torture, la vie est trop précieuse pour que la *technè* médicale soit autorisée à la prolonger en une agonie : tel est le principe

---

[1] Décision de 1992.

[2] Cf. *supra*, p. 76 et note 2.

[3] *Serment d'Hippocrate*, article 4 sur le *pharmakon*.

[4] Cf. *supra*, pp. 72-73 et les références à la *République*, 405 c - 408 c.

fondamental de l'éthique ancienne, dont l'absence de structure hospitalière en Grèce à l'âge de la médecine rationnelle est au moins en partie le corollaire[1]. Les médecins ont eu vis-à-vis de leurs patients une très grande liberté d'appréciation en matière d'abstention de soin, qui préfigurait les modalités modernes de l'euthanasie passive par le refus fait à l'avance d'acharnement thérapeutique : cette notion est essentiellement contemporaine et liée à un état de la médecine que l'Antiquité n'a pas connu, mais elle est l'héritière de la pratique grecque et romaine. Elle consiste à s'opposer par avance à l'utilisation de toute technique artificielle de prolongation de la vie et elle reprend en cela la différence que faisaient les Grecs entre deux catégories du soin, *épimeleia* et *thérapeia,* le soin de *prendre soin* et le soin de *dispenser des soins*.

Face à cette question, l'éthique contemporaine et celle d'un médecin « hippocratique » qui ne se serait pas senti entièrement lié par le *Serment*, situation assez courante comme l'on sait, ne sont guère différentes. En ce qui concerne l'euthanasie active, en revanche, le lien avec l'Antiquité est beaucoup moins net, pour des raisons évidentes d'évolution technique mais surtout parce que la notion s'est modifiée considérablement. Pendant l'empire romain, elle correspondait encore à l'idée d'une « mort heureuse » et Suétone y recourt pour parler d'Auguste expirant dans les bras de Livie[2]. Néanmoins, l'Antiquité a pensé la mort comme délivrance et offert par avance à la modernité une idée positive du droit de mourir et du devoir de laisser mourir puis par extension de faire mourir. Dans la pensée médicale grecque, nourrie par l'idéal aristotélicien du *juste milieu*, l'éthique de la vie a décliné une éthique de la mort. *Métriôs* est le précepte qui commande à chacune d'elles et qui les fonde l'une par l'autre.

---

[1] Sur ce point, voir plus loin, ch. V.

[2] Suétone, *Vie des Douze Césars*, XCIX : « Il expira tout à coup entre les bras de Livie, en lui disant : Adieu, Livie, vivez et souvenez-vous de notre union. Ce furent ses dernières paroles. Sa mort fut douce, et telle qu'il l'avait toujours désirée car lorsqu'il entendait dire que quelqu'un était mort promptement et sans douleur, il souhaitait, *se servant d'un mot grec*, que lui et les siens moussent aussi heureusement ».

Sur bien d'autres points, l'éthique moderne serait approuvée par la pensée antique, tout simplement parce que celle-ci avait anticipé sur des règles et des principes dont la valeur a été plus tard redécouverte. Par exemple, la tradition hippocratique n'a pas ignoré la « prévention », dont les vertus ont été largement débattues depuis les années 1970. La responsabilité du patient dans la conservation ou la perte de la santé a été une notion essentielle dans la pensée médicale grecque, et l'abondance des indications relatives au régime dans les écrits hippocratiques en est un signe irrécusable[1]. Emblème de la médecine du *régime*, Dioclès de Caryste, surnommé « le second Hippocrate », doit sa réputation à cette indispensable compétence de diététicien[2].De même, la notion très actuelle d'équipe médicale est préfigurée, en l'absence pourtant de spécialités au sens moderne, par de nombreux textes qui organisent l'intervention de confrères et de consultants, au titre du caractère limité de sa propre compétence qu'un médecin se doit de reconnaître[3].

L'écho que l'éthique médicale antique trouve, sur tant de points, dans la modernité, confirme sa nature philosophique. Dans la belle devise hippocratique « le médecin est le serviteur de l'art »[4] s'expriment la vocation profondément humaine de la *technè* médicale et la *sagesse* que son exercice à la fois exige et construit, dans la poursuite, par-delà le temps et l'espace, de l'universalité sans cesse à parfaire de l'*éthos*.

---

[1] Sur la place du régime dans l'hippocratisme et ses origines pythagoriciennes, cf. *infra*, ch. I, p. 19.

[2] Cf., sur Dioclès de Caryste et sur l'école hippocratique dans son ensemble, le livre essentiel de Louis Bourgey, *Observation et expérience chez les médecins de la collection hippocratique*, Vrin, Paris, 1953.

[3] Cf. *Decorum*, 18 et *Préceptes*, 8.

[4] Hippocrate, *Épidémies*, I, 5, L.

V

ÉTHIQUE ET HUMANISME

SAVOIR ET SAGESSE DANS LA *TECHNÈ* MÉDICALE

DOIT-ON VOIR entre médecine de l'Antiquité et médecine moderne une différence de degré ou bien de nature ? Le mot médecine désigne-t-il bien la même discipline dans un écrit du *Corpus* hippocratique et dans un article sur les perspectives du clonage thérapeutique ? Juger que la médecine moderne est ou n'est pas celle qu'Homère, Hippocrate, Platon et Galien ont connue peut entraîner des conséquences non négligeables sur le statut qu'il faut accorder au *Serment.* Modèle indépassable de l'éthique médicale pendant des siècles, il ne serait plus qu'une pièce de musée, pense-t-on, si la différence entre la médecine grecque et ce qu'on entend maintenant par médecine, malgré la mission inchangée de *soigner*, se révélait finalement radicale.

Là encore, la question ne se pose pas seulement en fonction de contenus déontologiques, de systèmes de règles auxquels ont à se conformer les médecins. Déontologie n'est pas du tout, au contraire de ce que soutenait Jeremy Bentham, un « nom plus expressif pour dire éthique »[1]. Des changements majeurs sont survenus au fil du temps, mais surtout depuis l'invention de la médecine moderne, dans la relation entre médecin et patient et dans les conditions d'exercice de la médecine. Les adaptations du *Serment* ou son remplacement par d'autres textes prenant en compte des contextes nouveaux ont sans aucun doute leur utilité et leur pleine justification. Cette évolution ne signifie pas pour autant que les idéaux de l'hippocratisme et de l'éthique grecque dans son ensemble aient perdu, par rapport au questionnement contemporain, toute pertinence. Ils restent actuels, au contraire, sur bien des points.

---

[1] Cité par B. Hoerni, *Éthique et déontologie médicale*, Paris, Masson, 1996, Introduction, p. 1.

Mise en œuvre d'idéaux universels

D'abord, le *Serment* présente comme unanimement désirables des attitudes qu'aucune morale ne peut finalement réprouver et dont l'ignorance ou le rejet aurait des conséquences fatales – au sens d'inhumaines – en toutes circonstances : la défense de la vie, la défense de la santé, la défense de la rationalité[1]. D'autre part, il définit une alliance de nature conventionnelle entre le médecin et son patient, s'appuyant sur des éléments dont rien ne permet de contester la validité : l'intégrité, la responsabilité, la compétence technique, le lien personnel fondé sur les valeurs de respect des personnes et de confidentialité[2]. De toute évidence, il est porteur de plusieurs constructions à caractère moral : une éthique du discours, une éthique du secret, une éthique du pouvoir, une éthique de la liberté. La sagesse et la philosophie lui apportent, en complément, une éthique du corps et une éthique de la souffrance.

Actualité du *Serment* et de l'éthique grecque ne signifie pas, pourtant, que toute situation moderne y trouverait les réponses qu'elle appelle, ce qui serait confondre éthique et déontologie et méconnaître ce qu'il reste de déontologie passée, et peut-être dépassée, dans un texte aussi ancien que celui-là. Par exemple, la confidentialité de l'information médicale visée à l'article 8 sur les « choses indicibles » (*arrèta*) est applicable à la vie et à l'histoire du malade, au diagnostic et au traitement. On peut objecter que cela interdit en principe au médecin de signaler aux autorités compétentes les dangers présentés par certains patients (on pense à la psychiatrie) ou les blessures qu'on a relevées sur eux (on pense aux enquêtes de police), pour ne prendre que ces deux exemples actuels. Le problème est encore aggravé, à l'ère de l'informatique, avec les données qui doivent être selon les cas protégées ou partagées, vis-à-vis de l'administration, des employeurs, des assurances, etc. Cependant ces aspects sont réglementés et les médecins doivent se plier, dans ce domaine

---

[1] *Serment*, articles 2 à 4.

[2] *Serment*, articles 5 à 8.

comme dans tous les autres, aux obligations fixées par la loi, qui prennent le pas sur la déontologie et réduisent sur ce point le champ de l'interrogation éthique. L'idéal posé par le *Serment* n'en est pas moins le modèle le plus conforme à une conception humaniste de la relation de soin. Le *Serment* est dans toutes les situations un véritable guide et une initiation systématique et globale aux principes de la mise en œuvre du savoir médical.

Ainsi, en matière d'éthique du discours, il pose l'obligation de vérité comme un élément du devoir d'agir pour le seul bien du malade[1] : mentir est occasionner un dommage. Cependant, un autre texte hippocratique interdit au médecin de révéler à un patient l'évolution défavorable de son mal si cela doit aggraver son état. Dans ce cas, c'est le principe « ne pas nuire » qui doit s'appliquer[2]. La vérité reste néanmoins la valeur de référence pour l'ensemble des actes accomplis par le médecin. De même, cette éthique est liée aux valeurs de solidarité humaine et de justice distributive que suggèrent, dans le texte, les indications « les femmes, les hommes libres, les esclaves ». Le médecin ne doit pas faire de différence en fonction du sexe ou de l'origine sociale des patients, il doit à tous un traitement égal. Pourtant, l'égalité n'a pas toujours été une valeur grecque, ce qui souligne une autre avancée décisive de l'éthique médicale par rapport à la moralité du temps.

Ce noble idéal énoncé dans le *Serment* apparaît d'autant plus prophétique que le monde moderne en confirme toute la fragilité. La prise en charge d'une manière égale de tous les malades est loin d'être de règle, quelle que soit l'époque. En Grèce ancienne et à Rome avant le christianisme, l'égalité ne pouvait même pas s'appuyer sur la charité – et les premiers hôpitaux seront chrétiens. Elle surgit donc avec l'hippocratisme comme un sommet du souci de l'*humain*, atteint tout d'un coup et héroïquement. Cet idéal posé par le *Serment* n'est même pas réalisé vingt-cinq siècles plus tard. Il semble même s'éloigner,

---

[1] *Serment*, article 7 : « dans quelque maison où je doive entrer, j'y entrerai pour le bien du malade ». Cf. aussi article 3.

[2] *Decorum*, 14.

avec la contradiction moderne entre l'accès de tous aux services médicaux et les impératifs économiques libéraux liés aux coûts des hautes technologies, la dialyse rénale, les soins néonataux, les transplantations d'organes, etc. L'égalité apparaît d'autant plus inaccessible, ce qui souligne davantage encore la valeur de la *philanthrôpia* antique.

Philanthrôpos est celui qui aime l'humanité dans les autres hommes. Le mot, et surtout sa forme substantivée, font partie des grandes conquêtes non seulement lexicales mais morales de l'âge classique. Il ne s'agit pas d'une manière d'être qui serait extérieure, d'un acquis de type déontologique, pourrait-on dire, mais d'une disposition envers l'autre, profonde, indépendante du groupe d'appartenance de celui qui l'éprouve et qui institue, au contraire, l'humanité entière comme le groupe de référence[1]. *Philanthrôpia* est un principe moral de solidarité auquel toute démarche éthique peut recourir.

Philia et *technè*

Comme en témoignent l'ensemble du *Corpus* hippocratique et les textes qui en sont contemporains, la pensée grecque porte de plus en plus d'intérêt, à cette époque, à la notion de « nature de l'homme », qui donne son titre à un traité célèbre. Cette nature, considérée au plan intellectuel et moral, fonde une relation de *philia* à l'égard de tous les hommes, avec une priorité à ceux qui sont malades ou ont besoin d'être secourus. La médecine n'est autre que cette amitié lorsqu'elle est jointe à l'art (*technè*). Même l'abstention de soins, dans les cas où les limites de l'art sont jugées atteintes, s'appuie sur ce qui reste en l'absence de la *technè*, à savoir l'amitié, car c'est bien une marque de *philia* de savoir *laisser mourir*. D'où l'extraordinaire insistance dont fait l'objet ce précepte maintes fois répété, qui n'est pas un simple

[1] Cf. sur ce concept l'analyse éclairante de Jacqueline de Romilly, *La douceur dans la pensée grecque*, Paris, Les Belles Lettres, 1979, pp. 43-52. On notera la caractère étonnamment *divin* de cette *humanité* : Dieu est évidemment le tout premier *philanthrôpos*.

conseil technique mais un appel à respecter un principe sacré[1] : « s'abstenir de soigner les malades déjà dominés par la maladie, quand on sait que l'art n'a aucun pouvoir »[2]. Ainsi le respect des limites de l'art, avec toutes les conséquences qu'il entraîne sur la problématique de la vie finissante par exemple, ne dépend pas des règles d'un code mais d'une acceptation délibérée de la nécessité naturelle (*ananké phuséos*). La nature, que permet de connaître la raison, inspire une sagesse.

Le médecin grec est l'ami du malade, l'homme de l'amitié (*philophilos*), et cela en même temps qu'il est l'homme de la nature (*philophusikos*) et l'homme de l'art (en un double sens, à la fois *technitès* et *philotechnos*)[3]. La *philia* laissera sa place, à l'arrivée du christianisme, à l'amour du prochain, accompagné de la vertu de *caritas*[4]. La fonction de l'amitié, reprise ainsi par la charité, aura été de donner un sens à la relation économique entre le patient et le médecin. Celui-ci est avant tout, comme nous l'avons vu, le « serviteur de son art » et donc de la nature. La justification éthique de ses honoraires réside essentiellement dans la qualité de ses interventions, qu'il doit mettre au service du perfectionnement continu de son expérience et de son savoir. Les notions de « vente » ou de « location » des compétences et

---

[1] Voir par exemple *Loi*, IV, 10, 638-640, *Maladies*, I, 7, 640, *Prorrhétiques*, II, 9,26.

[2] *De l'art*, VI, 4-6. Au 3ème siècle, Origène juge même digne d'un médecin particulièrement expert, d'un *véritable asclépiade*, la capacité de voir mieux que les autres quel malade doit être abandonné à son sort. Cf. *Contra Celsum*, III, 25.

[3] Un principe platonicien veut qu'il ne soit pas convenable de tenter de guérir ce qui est mauvais par nature (cf. *Banquet*, 186 b-d). Aristote donne le conseil d'abandonner l'homme dont la méchanceté est incurable (*Éth. à Nicomaque*, 1165 b). Dans ce cas, en effet, il n'entre plus dans la relation d'amitié qui rend possible et définit l'action médicale.

[4] Certains idéaux de la médecine antique seront aussitôt intégrés dans des idéaux chrétiens. Ainsi, soigner sans faire de distinction de sexe ou d'origine entre les patients s'élargira en une plus vaste « philanthropie à l'égard à la fois des Grecs, des étrangers et des pauvres », qui est évoquée par Julien l'Apostat (cité par P. Lain Entralgo dans *Le médecin et le malade*, Paris, Hachette, 1969, p. 56).

du savoir-faire, familières dans le système libéral, sont restées longtemps étrangères à la médecine antique. « Qu'il ne pense pas au salaire, mais au désir de s'instruire », indiquent bien les *Préceptes*, qui précisent que le montant demandé doit toujours être en proportion de la situation de fortune de chaque patient. « Que l'on considère les ressources du malade », en traitant les plus fortunés comme les plus modestes sans « inhumanité ». Les soins pourront être dispensés gratuitement en souvenir d'un bienfait reçu dans le passé, ou lorsqu'il s'agit de faire connaître sa compétence, ou bien en faveur d'un malade étranger sans ressource. Le principe, selon une formule restée illustre, est que « là où est l'amour des hommes, est aussi l'amour de l'art »[1].

Humanisme du soignant, humanité du soin

L'humanisme médical est tout entier dans cette limitation des motifs d'agir du médecin à l'amour des hommes et à l'amour de l'art. On peut juger cette représentation peu adaptée au contexte moderne, où dominent la pression économique et budgétaire, la préoccupation de rentabilité et la dure loi du profit. Pourtant les prescriptions du *Serment* et autres textes du *Corpus* définissent, par-delà le temps, les conditions d'une médecine responsable et protégée de la malhonnêteté intellectuelle et morale. Les fautes ne consistent évidemment pas, aujourd'hui comme hier, dans la seule désobéissance aux règles énoncées dans le *Serment*. Loin s'en faut, car elles sont infinies. Mais l'éthique hippocratique en

---

[1] *Préceptes*, IX, 258. « Je recommande de ne pas pousser trop loin l'âpreté, et d'avoir égard à la fortune et aux ressources ; parfois même vous donnerez des soins gratuits, rappelant ou le souvenir passé d'une obligation ou le motif actuel de la réputation. S'il y a lieu de secourir un homme étranger et pauvre, c'est surtout le cas d'intervenir ». Par ailleurs, « si vous commencez par vous occuper de vos honoraires [...] vous susciterez chez le malade cette pensée que [...] vous partirez et vous le quitterez, ou que vous le négligerez et ne prescrirez rien pour le moment présent. Vous ne vous occuperez donc pas de fixer le salaire ; car nous pensons que ce souci est nuisible au patient ».

a prévu le principe et elle contribue comme par avance à lutter contre les risques modernes au nom de la morale antique. De ce point de vue, le *Serment* demeure pleinement valide à l'égard de la médecine contemporaine et il assure auprès d'elle une utile fonction de rappel à cette exigence de rigueur morale qui dès l'origine marque l'art de soigner et en est à jamais la condition.

Un autre aspect de l'humanisme médical de l'Antiquité est le souci de l'*humanité* du soin. La souffrance est redoutée et combattue, malgré la rareté des moyens spécifiques. L'intimité du soin, source d'un relatif confort, est recherchée à travers le « colloque singulier ». Il faut noter, en effet, l'éclatante absence, dans toute l'Antiquité, de véritable structure collective de soin. La terminologie la reflète parfaitement. Le seul mot qui désigne alors une institution collective, à part *valetudinarium* à Rome, qui est davantage une infirmerie, et le plus souvent militaire, est *nosocomium*[1]. Ce mot semble issu du grec *nosokomeion*, mais en fait cette étymologie a été fabriquée *a posteriori* à partir de l'usage latin[2]. C'est la maladie qui commande d'une manière exclusive le lexique médical grec, et pas du tout le lieu où on la soignerait. Il faudra attendre que ce lieu apparaisse pour que le mot soit construit, beaucoup plus tard, à partir du latin *hospes*[3].

L'essor de la médecine antique s'est donc fait en l'absence de toute modalité institutionnelle de soin dont l'hôpital pourrait être l'héritier. Pourtant la cité grecque n'est pas dépourvue de structures collectives et il aurait été possible que des malades

---

[1] Le terme n'a été confirmé que très tard, dans le Code Justinien, aux 5ème et 6ème siècles après J.-C.

[2] La langue grecque n'a utilisé en réalité, de la famille construite sur *nosos*, la maladie, que trois mots, *nosokomos*, celui qui soigne un malade, *nosokomia*, les soins qu'on donne au malade, et le verbe *nosokomein*, soigner un malade.

[3] D'*hospes* dérivent *hospitium* et *hospitalis*. À l'époque classique, les équipements destinés à l'entretien du corps, à l'hygiène, aux interventions sanitaires courantes, sont nombreux. Fontaines, vasques et piscines sont aménagées dans les palestres. Les bains publics sont ouverts aux femmes, aux pauvres et aux esclaves. Sur la période tardive, cf. Natacha Massar, *Soigner et servir, histoire sociale et culturelle de la médecine grecque à l'époque hellénistique*, Paris, De Boccard, 2005.

soient regroupés, pour une meilleure prise en compte de leurs besoins ou une plus grande commodité des soins, grâce à une organisation concentrée des compétences et des savoir-faire. Malgré l'importance de l'activité médicale et le souci de santé publique, aucune institution ne préfigure alors le regroupement de malades ou de nécessiteux qui sera finalement à l'origine de l'hôpital[1]. Les raisons de cette abstention peuvent être de deux sortes et elles touchent à la conception que la philosophie et la médecine antiques se font de la vie et de la santé.

La première est la nature du lien entre le médecin et son patient, qui résulte de la fonction d'aide très particulière qui le définit. De nombreuses indications attestent, dans le *Corpus*, du caractère individuel de la relation entre le personne malade et celui qui la soigne, et il faut entendre par là qui se place *à ses côtés* pour affronter le mal avec elle[2]. Car soigner, c'est d'abord dialoguer avec le malade afin de le transformer en agent de sa propre guérison. L'amitié entre le praticien et son patient est un facteur aussi décisif que la technique de traitement elle-même[3]. La médecine est conçue pour s'exercer au domicile du patient. Plusieurs éléments du *Serment* sont construits autour de l'idée de la *visite* du praticien. C'est en tant qu'il entre dans un foyer qu'il engage la réputation du corps médical tout entier et qu'il se doit de respecter les devoirs de sa charge – que le *Serment* a justement pour fonction de codifier. Ce modèle du colloque est très différent de la position du médecin et du patient à l'hôpital

---

[1] Les médecins préparent leurs médicaments dans des officines, les *iatreia*[1], où ils reçoivent leurs patients et hébergent ceux dont ils veulent surveiller le traitement de plus près. Le médecin public soigne dans un local *ad hoc*, qui est une sorte de dispensaire, où la gratuité est assurée aux malades impécunieux, grâce à un impôt spécial (*iatrikon*). Certains de ces lieux de soins, surtout les gymnases, sont des sortes de polycliniques qui concurrencent la médecine des temples et même la médecine rationnelle, danger dénoncé dans *Epidémies.* En ce qui concerne les temples, l'*asklépeion* est souvent situé près d'une source et comporte un établissement de bains et une auberge.

[2] Cf. *Épidémies,* I, c. 5 : « l'art se compose de trois termes : la maladie, le malade et le médecin ».

[3] Platon insiste sur cet aspect, par exemple dans *Ion*, 540 c, *Lysis*, 215 d, *Lois*, 720 b-d.

par rapport à un système complexe dont ils dépendent tous les deux, quoique de façon différente et inégale : l'imagerie, les laboratoires, les centres de surveillance et de commandement.

La place faite à la souffrance et la valeur accordée à la santé dans la pensée grecque ont été sans doute le second facteur qui peut expliquer qu'une structure de type hospitalier n'ait jamais été imaginée. La guérison doit être recherchée, mais jamais au-delà de certaines limites qu'on estime raisonnables. Nous avons vu à quel point Platon désapprouvait la prolongation des vies inutiles et incommodes[1]. Les infirmités irréversibles et les maladies incurables relèvent pour lui de l'euthanasie volontaire. Les traitements lourds, douloureux ou prolongés sont condamnés, et avec eux les visées de la médecine moderne et de son principal instrument l'hôpital, qui représente un recours presque sans limite à la puissance thérapeutique, une sorte de médecine des pleins pouvoirs, un stade ultime de l'intervention du soin. Dans l'univers antique, le seuil de l'acharnement thérapeutique est notablement différent de celui qui est défini par la modernité. La véritable *humanité* antique – et on pense ici aux débats contemporains sur l'« humanisation de hôpital » – est dans le refus des soins trop insistants ou systématiques, ceux-là mêmes qui auraient nécessité un hôpital ou sa préfiguration.

Parenté et rivalité de la médecine et de la philosophie

De ce que l'*humanité* est une attitude, une modalité concrète de réalisation d'un idéal de douceur, il ne faut pas déduire qu'elle n'a pas d'assise intellectuelle[2]. Au contraire, elle fait partie du vaste et complexe phénomène culturel dont l'apparition de la médecine rationnelle en Grèce est à la fois l'expression et le moteur. Les valeurs qu'on associe à cette médecine ne sont pas seulement des éléments dans lesquels s'exprimerait une haute

---

[1] Cf. *infra*, ch. II, pp. 32-33 et ch. III, pp. 72-73.

[2] On aura noté que Jacqueline de Romilly, traitant des manifestations les plus concrètes de l'idéal de douceur, a souligné cet aspect intellectuel en intitulant son livre *La douceur dans la pensée grecque* (cf. ci-dessus, p. 108, note 1).

conception de la mise en œuvre de la *technè*, elles font plutôt partie d'un ensemble théorique, d'un idéal rationnel d'insertion dans la *phusis* qui va prendre le statut et le rang d'une véritable *paideia*[1].

Werner Jaeger a parfaitement montré comment elle a été un facteur essentiel de la venue d'un « âge de la raison », sous l'influence de la civilisation ionienne où une médecine à visée scientifique et une science vouée à la recherche des causes de toutes choses existaient déjà depuis longtemps[2]. La médecine va constituer à Athènes une véritable force culturelle et contribuer à l'édification de l'idéal grec. La place prise par le corps dans la conception de la *paideia* classique, et dont les prolongements seront considérables, lui est en partie due. Le stoïcisme, même tardif, est encore une ardente préoccupation du corps, reçu puis rendu, imparfait et « fait de boue » mais objet d'attention parce que « la propreté du corps est une préparation à la pureté de l'âme », dira Épictète[3]. On voit, par cet exemple, que pendant toute la période antique, la médecine s'est sans cesse renforcée de son lien originaire et fondateur avec la philosophie.

On peut même dire que l'histoire de la médecine grecque et romaine est pour une grande part celle de sa relation avec la philosophie. D'un côté, la médecine a été au centre des premiers débats sur le savoir. Elle apportait avec elle son propre exemple, particulièrement précieux à l'époque, d'une *technè* unique en son genre, à la fois spécialisée, soucieuse d'éthique et se prêtant ainsi à l'analyse des relations entre la pratique et le savoir. À certains moments, elle a été le centre de toute la connaissance grecque de l'homme et de la nature et pour la philosophie une

---

[1] Cf. Werner Jaeger, *Paideia, The Ideals of Greek Culture*, volume III, *The Conflict of Cultural Ideals in the Age of Plato*, New York, Oxford University Press, 1986. Sur la définition du terme et l'extension de la notion complexe de *paideia*, on pourra se reporter à l'édition française, *Paideia, la formation de l'homme grec,* Paris, Gallimard, 1964, p. 23.

[2] Jaeger souligne le paradoxe de l'origine dorienne (Cos) d'Hippocrate, qui sera pourtant l'emblème de la science ionienne (p. 4).

[3] Épictète, *Entretiens*, XI, « De la propreté », § 9 et suivants. Cf. également l'analyse du cas de Socrate et de Diogène, § 19 et suivants.

source inépuisable de notions et de références. C'est dans des écrits médicaux, pense-t-on, qu'Aristote découvre la notion de *juste milieu*, dont il fera en morale l'usage que l'on sait.

En sens inverse, la philosophie apporte à la médecine, à tous les stades de son développement, les ressources de son appareil conceptuel innovant. Elle montre de quelle façon peuvent être pensées la nature, la cause, l'erreur, l'observation, l'expérience. Ces contacts incessants entre la médecine et la philosophie sont favorisés par le fait que les médecins sont souvent philosophes – comme Hippocrate lui-même – et que les philosophes de leur côté sont souvent médecins, comme Alcméon, Empédocle ou Diogène d'Apollonie. Alors que la médecine et la philosophie sont déjà entremêlées, elles vont par deux fois être confrontées de manière directe.

Une première fois par Platon, qui s'intéresse à la médecine comme *modèle* de savoir-faire, à travers les aspects politiquement transposables de la pratique médicale, dont il est possible d'extraire l'idée de compétence afin de l'appliquer à l'organisation de la cité ainsi qu'au choix de ses gouvernants[1]. La seconde rencontre aura lieu avec Aristote, qui empruntera d'abord à la médecine les concepts et le lexique nécessaires à l'analyse du fonctionnement de la cité. Il décrira la décadence des régimes démocratiques comme celle d'un corps gagné par la maladie. La cité connaît la *phtora,* le dépérissement, qui est lié aux graves affections. Dans la *Politique*, les mélanges qu'on trouve dans les prescriptions des médecins servent de modèle aux divers types de constitution et à la recherche d'équilibre des pouvoirs. Les phénomènes sont pensés par les philosophes comme des « compensations payées par les choses les unes aux autres », de même nature que « les compensations et les rétributions » des hippocratiques lorsqu'ils parlent des évènements dont traite la physiologie.

---

[1] Cf. *Platon et la médecine*, *op. cit.*, pp. 31-59. À la médecine, Platon finira par préférer les mathématiques en tant que modèle du savoir : la connaissance véritable ne peut pas naître de l'observation et les mathématiques sont comme protégées de l'expérience.

Médecine et philosophie sont par ailleurs l'une et l'autre des connaissances du *tout* et Platon avait déjà emprunté le concept de forme (*eidos*) à la médecine[1]. Aristote se séparera ensuite du platonisme sur un point essentiel, en reconnaissant l'expérience et l'observation comme de possibles voies d'accès à la science. C'est ce qui entraînera la réorganisation complète du champ de la science, du statut de la médecine et de ses relations avec la philosophie. Elles avanceront néanmoins en parallèle et c'est ce qui fera leur prestige commun aux yeux des Grecs. Dans les cités, les philosophes tenteront d'avoir la haute main sur tout le discours rationnel. La philosophie est dès ses débuts, en effet, une exigence d'explication rationnelle du réel et des conduites, individuelles et collectives. Le médecin se trouve être alors son seul concurrent possible, puisqu'il tient le discours de la raison. Le savoir légué par l'hippocratisme est avant tout une conquête ardente et résolue de la rationalité.

Dans le sens inverse, la philosophie est loin d'être absente du domaine du soin, car le *logos* exerce également une fonction thérapeutique. Sénèque note bien que « le sage a envers tous les hommes les mêmes dispositions que le médecin envers tous les malades »[2]. En ce sens, le philosophe antique est un médecin et le non philosophe un malade, dans une opposition qui rappelle le couple que forment le médecin et le patient sur le modèle général *démiourgos* et *idiôtès*, artisan et profane. Pendant toute l'Antiquité, prendre soin de l'âme et prendre soin du corps ne se dissocient pas et il ne s'agit pas d'un lien de circonstance. Au-delà de tout ce qui peut apparaître comme formant un ensemble indifférencié, c'est bien la racine commune de la sagesse et de la raison qui s'exprime dans l'unité de la philosophie et de la médecine. La doctrine de l'*arétè* (la vertu humaine) a d'abord

---

[1] Sur le parallèle entre la classification des maladies et la division platonicienne dans l'analyse dialectique, cf. l'analyse du *Phèdre* dans W. Jaeger, *op. cit.*, p. 24.

[2] Sénèque, *De la constance du sage*, 13. Cf. sur cette question l'article de David Lucas « La philosophie antique comme soin de l'âme », *Le Portique*, 4, 2007.

été empruntée par les philosophes à des textes médicaux et les notions de proportion et d'harmonie importées de la diététique[1].

L'union de la science et de la sagesse

La culture grecque de l'âge classique comporte un idéal de santé qui est à double face. Platon en avait énoncé les vertus constitutives physiques (santé, force, beauté) et morales (piété, courage, tempérance). De ce fait, l'éthique médicale antique ne résulte pas d'une rencontre factuelle de la médecine avec une morale édifiée en dehors d'elle, mais de leur appartenance à une même philosophie de la nature.

En ce sens, l'éthique du *Serment* ne doit pas être conçue comme une sorte de bénéfice surajouté. Elle tient au fait que la médecine n'est pas seulement un savoir issu d'une observation réussie mais une véritable source conceptuelle[2] et d'emblée une philosophie de la vie. En cela, l'humanisme hippocratique est l'expression de l'union parfaite de la science et de la sagesse.

La *technè* médicale, en effet, n'est pas un succès parmi tant d'autres de l'empirisme. Elle comporte un souci d'objectivité et une curiosité à l'égard du monde qui forment déjà par avance, malgré le caractère encore très limité des résultats, un véritable esprit scientifique. Or indépendamment des objets auxquels il s'applique, celui-ci est fait aussi de qualités morales, courage, patience, désintéressement, honnêteté, sens du devoir. La médecine ancienne portait en elle, pour cette raison, à défaut d'une science accomplie[3], une sagesse supérieure. Un équilibre avec la « médecine des philosophes » intervient au temps de Périclès

---

[1] Sur la *technè* médicale comme modèle de la philosophie et de la rhétorique chez Platon, voir respectivement *Gorgias,* 464 b-465 b et *Phèdre*, 270 c-d.

[2] Sur la la précision de l'appareil conceptuel hippocratique, voir l'analyse des notions de crise (*krisis*), récidive (*hypostrophé*), coction (*pépasmos*), dépôt (*apostasis*), déplacement (*métastasis*), paroxysme (*paroxysmé*), dans Louis Bourgey, *Observation et expérience chez les médecins da collection hippocratique*, *op. cit.*, pp. 236-251.

[3] On sait qu'il n'existe pas encore d'expérimentation pendant l'Antiquité. Cf. sur ce point M. Grmek, *Le Chaudron de Médée*, Paris, Synthélabo, 1997.

et à l'arrivée d'Hippocrate. Alors la médecine clinique, « qu'on pratiquait depuis longtemps à Cos et Cnide, arrive brusquement à la gloire »[1], et dans le même temps les médecins deviennent d'authentiques philosophes. Pourtant ils ne le sont pas, comme l'a remarqué Louis Bourgey, « de l'extérieur, par emprunt ou par contagion. Leur philosophie vient du dedans, de la qualité et de la profondeur de leur réflexion personnelle ». Elle inspire des « principes directeurs qui commandent toute la manière de penser et d'agir parce qu'ils expriment des points de vue essentiels et permanents sur le monde, sur la vie et sur l'homme »[2]. Plusieurs aspects de cette médecine ont des accents modernes : le souci marqué de la *prévention*, grâce aux régimes d'hygiène de vie, le rôle systématiquement modéré des médicaments afin d'éviter de troubler l'organisme[3], le recours aux mécanismes de défense du corps au nom du principe selon lequel « les natures sont les médecins des maladies », la place faite aux dimensions psychologiques de la maladie et du soin[4].

Ainsi, le médecin doit veiller à son apparence physique et à son langage, prescrire de préférence à d'autres – même plus efficaces – des traitements plus agréables ou mieux acceptés, se soucier des données psychosomatiques de chaque cas. Mais au-delà de ces éléments qui concernent la pratique quotidienne, l'exercice de la médecine des hippocratiques se rattache à une éthique appuyée sur un système de hautes valeurs morales. Il faut soigner sans ostentation, sans éclat inutile, avec discrétion, parce que l'homme de l'art se doit d'être avant tout un homme de cœur (*andragathikos*), afin de ne pas trahir ce qui est le sens même de l'art. Il faut respecter la dignité du malade, ne serait-ce qu'en le cachant, s'il le désire, aux regards d'autrui. Nombre de textes déclinent sous une forme directement applicable les

---

[1] Armand Delpeuch, *Histoire de la goutte et du rhumatisme*, Paris, Carré et Naud, 1900.

[2] Louis Bourgey, *op. cit.* pp. 253-254.

[3] Cf. par exemple *Épidémies*, II 3 L, *Aphorismes*, II 51 L, *Fractures* 140-142.

[4] De nombreux passages portent sur ces points dans *Épidémies* (II, 4, VI, 4), *Aphorismes* (II, 38 et 50) et *Humeurs* (9), notamment.

principes énoncés dans le *Serment*. Les sept livres d'*Épidémies* sont une série d'analyses récapitulant les pratiques de l'école.

Cette éthique médicale établie dans la ligne hippocratique a été l'annonce inoubliable d'une médecine humaine et reliée au monde. Littré, le traducteur et exégète du *Corpus*, remarquait à propos de cet apport antique essentiel que « bien des germes ont été déposés, qui ont reçu un grand et fécond développement, bien des choses ont été dites qui depuis n'ont plus été répétées avec le même sens et la même grandeur »[1]. Tenu au milieu du 19ème siècle, alors que débutait une période intense de l'histoire de la science, le propos était sans doute aussi un avertissement sur les dangers d'un certain scientisme, qui prétend assigner, à chaque étape, des solutions préparées par des représentants de la science aux problèmes que le progrès apporte avec lui. La leçon de l'Antiquité est que ce n'est pas à l'instant flamboyant de ses succès que la connaissance doit se soucier de trouver un point de jonction avec la morale mais dans toute sa longue marche au service des valeurs d'humanité et de vérité.

Dénonçant déjà le risque de substitution de la déontologie à l'éthique, Aristote recommandait dans les dernières lignes de l'*Éthique à Nicomaque* de ne pas céder à l'éthique *express* et de toujours prendre le temps de « parachever la philosophie des choses humaines », *peri tà anthrôpeia philosophia.* C'est dans cette formule qu'Hannah Arendt disait voir la définition même de l'éthique[2].

---

[1] Émile Littré, Introduction aux *Œuvres complètes d'Hippocrate*, volume 1, Paris, J. B. Baillière, 1839-1861.

[2] Hannah Arendt, *Journal de pensée*, Paris, Seuil, 2005, vol. 2, p. 881.

BIBLIOGRAPHIE SÉLECTIVE

Philosophie antique

Textes

Aristote, *De l'âme*, trad. J. Tricot, Paris, Vrin, 1990.

Aristote, *Éthique à Eudème*, trad. V. Décarie, Paris-Montréal, Vrin et Presses de l'Université de Montréal, 1984.

Aristote, *Éthique à Nicomaque*, trad. J. Tricot, Paris, Vrin, 1990.

Aristote, *Politique*, trad. J. Tricot, Paris, Vrin, 1989.

Cicéron, *Des termes extrêmes des biens et des maux*, Paris, Les Belles Lettres, 1990.

Épictète, *Manuel,* in *Les Stoïciens*, Paris, Gallimard, 1962, pp. 807-1106.

Épictète, *Entretiens,* in *Les Stoïciens*, Paris, Gallimard, 1962, pp.1111-1134.

Épicure, *Lettres, maximes, sentences*, trad. de J.-F. Balaudé, Paris, LGF, 1994.

Marc-Aurèle, *Pensées*, in *Les Stoïciens*, trad. Emile Bréhier, Paris, Gallimard, 1962, pp.1139-1247.

Platon, *Œuvres complètes*, traduction de Léon Robin, 2 vol., Paris, Gallimard, 1953 (notamment *Apologie de Socrate, Banquet*, *Phédon*, *Phèdre*, *Lois*, *République, Timée*). Aussi dans la collection Guillaume Budé (Les Belles Lettres), ou « GF » (Flammarion).

Plutarque, *Des contradictions des Stoïciens*, in *Les Stoïciens*, trad. Émile Bréhier, Paris, Gallimard,1962, pp. 93-134.

Plutarque, *Des notions communes contre les Stoïciens*, in *Les Stoïciens*, trad. Émile Bréhier, Paris, Gallimard, 1962, pp. 135-183.

Sénèque, *Entretiens*, *Lettres à Lucilius*, éd. Paul Veyne, Robert Laffont, Paris, 1993.

Études

Pierre Aubenque, *La prudence chez Aristote*, Paris, P.U.F., 1986.

Louis Bourgey, « Hippocrate et Aristote : l'origine, chez le philosophe, de la doctrine concernant la nature », *Hippocratica, Actes du Colloque hippocratique de Paris (1978)*, Paris, C.N.R.S., 1980.

Jacques Jouanna, « Médecine et politique dans la Politique d'Aristote », *Ktema*, V, 1980, pp. 257-266.

Jean Lombard, *Platon et la médecine, le corps affaibli et l'âme attristée*, Paris, L'Harmattan, 1999.

Jean Lombard, *Aristote et la médecine, le fait et la cause*, Paris, L'Harmattan, 2004.

Suzanne Rameix, *Fondements philosophiques de l'éthique médicale*, Paris, Ellipses, 1996.

Mario Vegetti, *La medicina in Platone*, Venise, Il Cardo, 1995.

Civilisation de la Grèce ancienne

Jacques Brunschwig et Geoffrey E. R. Lloyd, *Le savoir grec*, Paris, Flammarion, 1996.

Louis Gernet, *Anthropologie de la Grèce classique*, Paris, Flammarion, 1982.

Louis Gernet, « De la modernité des anciens », *Bulletin de l'Association Guillaume Budé*, n° 63, 1939, pp. 3-15.

Werner Jaeger, *Paideia, The Ideals of Greek Culture*, vol. III, *The Conflict of Cultural Ideals in the Age of Plato*, New York, Oxford University Press, 1986.

Jacqueline de Romilly, *La douceur dans la pensée grecque*, Paris, Les Belles Lettres, 1979.

Jean-Pierre Vernant, *L'individu, la mort, l'amour*, Paris, Folio, Gallimard, 1989.

Jean-Pierre Vernant (dir.), *L'homme grec*, Paris, 1993, Éditions du Seuil.

Médecine et science de l'Antiquité

Textes

Galien, *Traités philosophiques et logiques*, Paris, Flammarion, 1998.

Hippocrate, *De l'art médical*, introduction de D. Gourevitch, P. Pellegrin et M. Grmek, Paris, L.G.F., 1994.

Hippocrate, *Œuvres complètes*, 10 vol., éd. Littré, J.B. Baillière, Paris, 1839-1861, reprint A.M. Hakkert, Amsterdam, 1973-1982.

Hippocrate, *Le Serment, la Loi, De l'art*, introduction et notes de Ch. Daremberg, Paris, Charpentier, Fortin, Masson, 1844.

Hippocrate, *Œuvres*, collection des Universités de France, Les Belles Lettres, Paris (nouvelle édition du *Corpus*).

Hippocrate, *Air, eaux, lieux, Le Serment*, traduction de Littré, Paris, Arléa, 1995.

Soranos d'Éphèse, *Maladies de femmes*, 4 volumes, Paris, Les Belles Lettres, 1988-2000.

Études

Jacques André, *Être médecin à Rome*, Paris, Payot, 1995.

Jean-Marie André, *La médecine à Rome*, Paris, Tallandier, 2006.

Véronique Boudon-Millot, Alessia Guardasole, Caroline Magdelaine (dir.), *La science médicale antique, nouveaux regards,* Paris, Beauchesne, 2008.

Louis Bourgey, *Observation et expérience chez les médecins de la collection hippocratique*, Paris, Vrin, 1953.

Jean-N. Corvisier, *Santé et société en Grèce ancienne*, Paris, Economica, 1985.

Ludwig Edelstein, *Ancient Medicine Selected Papers of Ludwig Edelstein*, Baltimore, Johns Hopkins University Press, 1967.

Theodor Gomperz, *Les penseurs de la Grèce*, vol. 2, *Les médecins*, Houilles, éditions Manucius, 2008.

Danielle Gourevitch, *Le triangle hippocratique dans le monde gréco-romain : le malade, sa maladie et son médecin*, Paris-Rome, École Française de Rome Éditions, 1984.
Mirko Grmek, *Les maladies à l'aube de la civilisation occidentale*, Paris, Payot, 1994.
Mirko Grmek (dir.), *Histoire de la pensée médicale en Occident,* I, *Antiquité et Moyen Âge*, Paris, Le Seuil, 1995.
Mirko Grmek, *Le chaudron de Médée, l'expérimentation sur le vivant dans l'Antiquité*, Paris, Synthélabo, 1997.
Gérard Harry, *La place d'Aristote dans l'histoire de la médecine*, Paris, A.G.E.M.P., 1969.
Robert Joly, *Le niveau de la science hippocratique,* Paris, Les Belles Lettres, 1966.
Jacques Jouanna, *Hippocrate*, Paris, Fayard, 1992.
Jacques Jouanna et Jean Leclant (éd.) *Actes du colloque La médecine grecque antique*, Paris, de Boccard, 2004.
Maurice Klippel, *La médecine grecque dans ses rapports avec la philosophie*, Éditions Hippocrate, Paris, 1937.
Charles Lichtenhaeler, « Le serment d'Hippocrate, analyse d'ensemble », *Revue médicale de la Suisse Romande*, 1980.
Geoffrey E. R. Lloyd, *Origine et développement de la science grecque*, Paris, Flammarion, 1990.
Geoffrey E. R. Lloyd, *Une histoire de la science grecque*, Paris, La Découverte, 1990.
Natacha Massar, *Soigner et servir, histoire sociale et culturelle de la médecine grecque à l'époque hellénistique*, Paris, de Boccard, 2005.
Philippe Mudru, *Medicina, soror philosophiae, regards sur la littérature et les textes médicaux antiques*, Lausanne, BHMS, 2006
Giuseppe Penso, *La médecine romaine : l'art d'Esculape dans la Rome antique*, Paris, R. Dacosta, 1984.
André Pichot, *Histoire de la notion de vie*, Paris, Gallimard, 1993.
Jackie Pigeaud, *La maladie de l'âme*, Paris, Les Belles Lettres, 2006.

Jackie Pigeaud, *Poétiques du corps, aux origines de la médecine*, Paris, Les Belles Lettres, 2008.
Daniel Piperno, *Histoire du souffle, la respiration dans l'Antiquité occidentale*, Paris, Imothep-Maloine, 1998.
Abel Rey, *La maturité de la pensée scientifique en Grèce*, Paris, Albin Michel, 1939.
Léon Robin, *La pensée grecque et les origines de l'esprit scientifique*, Paris, Albin Michel, 1973.
Bernard Vitrac, *Médecine et philosophie au temps d'Hippocrate,* Paris, Presses Universitaires de Vincennes, 1989.
Jacqueline Vons, *Mythologie et médecine*, Paris, Ellipses, 2000.

Éthique et philosophie

Alain Badiou, *L'Éthique. Essai sur la conscience du mal*, Caen, Nous, 2005.
Monique Canto-Sperber, *Éthiques grecques*, Paris, P.U.F, 2001.
Hans Jonas, *Le Droit de mourir*, Paris, Payot, 1996.
Paul Ricœur, *Le Juste 2*, Paris, Éditions Esprit, 2001.
Paul Ricœur, *Soi-même comme un autre*, Paris, Seuil, 1990.

Éthique et médecine

Manuels, dictionnaires

Monique Canto-Sperber (dir.), *Dictionnaire d'éthique et de philosophie morale*, Paris, P.U.F., 1996.
Dominique Folscheid, Brigitte Feuillet - Le Mintier et Jean-Dominique Lecourt (dir.) *Dictionnaire de la pensée médicale*, Paris, P.U.F., 2004.
Jean Lombard et Bernard Vandewalle, *Philosophie et soin, itinéraires philosophiques à l'hôpital,* Paris, 2009, éditions Seli Arslan.
François Mattéi, *Philosophie, éthique et droit de la médecine*, Paris, P.U.F., 1997.

Jean-Marc Mouillie, Céline Lefève et Laurent Visier (dir.), *Médecine et sciences humaines*, Paris, Les Belles Lettres, 2007.
Robert Zittoun, Bernard-Marie Dupont (dir.), *Penser la médecine, essais philosophiques*, Paris, Ellipses, 2002.

Études

Claire Ambroselli, *Le comité d'éthique*, Paris, P.U.F., coll. « Que Sais-Je ? », 1990.
Claire Ambroselli, *L'éthique médicale*, Paris, P.U.F, coll. « Que Sais-Je ? », 1998.
Bernard Hoerni, *Éthique et déontologie médicale, permanence et progrès*, Paris, Masson, 1996.
Frédéric Lenoir et Jean-Philippe de Tonnac (dir.), *La mort et l'immortalité. Encyclopédie des savoirs et des croyances*, Paris, Le Grand Livre du Mois, 2004.
Michela Marzano, *L'Éthique appliquée*, Paris, P.U.F., coll. « Que Sais-Je ? », 2008.
Ruwen Ogien, *La vie, la mort, l'état,* Grasset-Fasquelle, Paris, 2009.
Gregory E. Pence, *Classic Cases in Medical Ethics*, New York, Mc Graw-Hill Humanities Social, 2007.
Paul Ricœur, Préface au *Code de déontologie médicale* édité par Louis René, Éditions du Seuil, Paris, 1996.
Walter Riese, *La pensée morale en médecine*, P.U.F., Paris, 1954.
Didier Sicard, *L'éthique médicale et la bioéthique*, P.U.F., Paris, coll. « Que Sais-Je ? », 2009.

Éthique médicale antique

Paul Carrick, *Medical Ethics in the Ancien World*, Georgetown University Press, Washington D.C., 2001.
Hellmut Flashar et Jacques Jouanna (dir.), *Médecine et morale dans l'Antiquité* (Entretiens sur l'Antiquité classique 1996), Genève, Fondation Hardt, 1997.

Louis Gernet, *Recherches sur le développement de la pensée juridique et morale en Grèce*, Paris, Albin Michel, 2001.

Serment d'Hippocrate

Christophe Allix, *Pérennité et actualité du Serment d'Hippocrate*, thèse de médecine, Paris, Université René Descartes, 1993.
Ludwig Edelstein, *The Hippocratic Oath* in *Ancient Medicine, Selected Papers of Ludwig Edelstein*, Londres, Oxford University Press, 1968.
Louis Lacam, *Le Serment d'Hippocrate*, Lacour éditeur, Nîmes, 1999.
Alain C. Masquelet, *Le Serment d'Hippocrate,* Paris, Maloine, 1997.

Bioéthique

Tom L. Beauchamp et James F. Childress, *Les principes de l'éthique biomédicale*, Paris, Les Belles Lettres, 2008.
Gilbert Hottois, *Qu'est-ce que la bioéthique ?* Paris, Vrin, 2004.
Gilbert Hottois et Marie-Hélène Parizeau (dir.), *Les mots de la bioéthique, un vocabulaire encyclopédique*, Bruxelles, De Boeck Université, 1993.
Hans Jonas, *Le principe responsabilité Une éthique pour la civilisation technologique*, Paris, éd. du Cerf, 1990.
« La bioéthique », *Revue de métaphysique et de morale*, t. 92, n° 3, Paris, août-septembre 1987, pp. 290-431.
« Le défi bioéthique, la médecine entre l'espoir et la crainte », *Revue Autrement*, série Mutations, n° 120, Paris, mars 1991.
V. R. Potter, *Bioethics Bridge to the future*, Englewood Cliffs, Prentice Hall, University Press, Washington D.C.,1971.

INDEX DES NOTIONS

TABLE

L'Harmattan, Italia
Via Degli Artisti 15 ; 10124 Torino

L'Harmattan Hongrie
Könyvesbolt ; Kossuth L. u. 14-16
1053 Budapest

L'Harmattan Burkina Faso
Rue 15.167 Route du Pô Patte d'oie
12 BP 226
Ouagadougou 12
(00226) 76 59 79 86

Espace L'Harmattan Kinshasa
Faculté des Sciences Sociales,
Politiques et Administratives
BP243, KIN XI ; Université de Kinshasa

L'Harmattan Guinée
Almamya Rue KA 028
En face du restaurant le cèdre
OKB agency BP 3470 Conakry
(00224) 60 20 85 08
harmattanguinee@yahoo.fr

L'Harmattan Côte d'Ivoire
M. Etien N'dah Ahmon
Résidence Karl / cité des arts
Abidjan-Cocody 03 BP 1588 Abidjan 03
(00225) 05 77 87 31

L'Harmattan Mauritanie
Espace El Kettab du livre francophone
N° 472 avenue Palais des Congrès
BP 316 Nouakchott
(00222) 63 25 980

L'Harmattan Cameroun
BP 11486
(00237) 458 67 00
(00237) 976 61 66
harmattancam@yahoo.fr

653580 - Mai 2016
Achevé d'imprimer par

1livre.com
du rêve à la réalité !

Made in the USA
Monee, IL
04 November 2026

67384338R00075